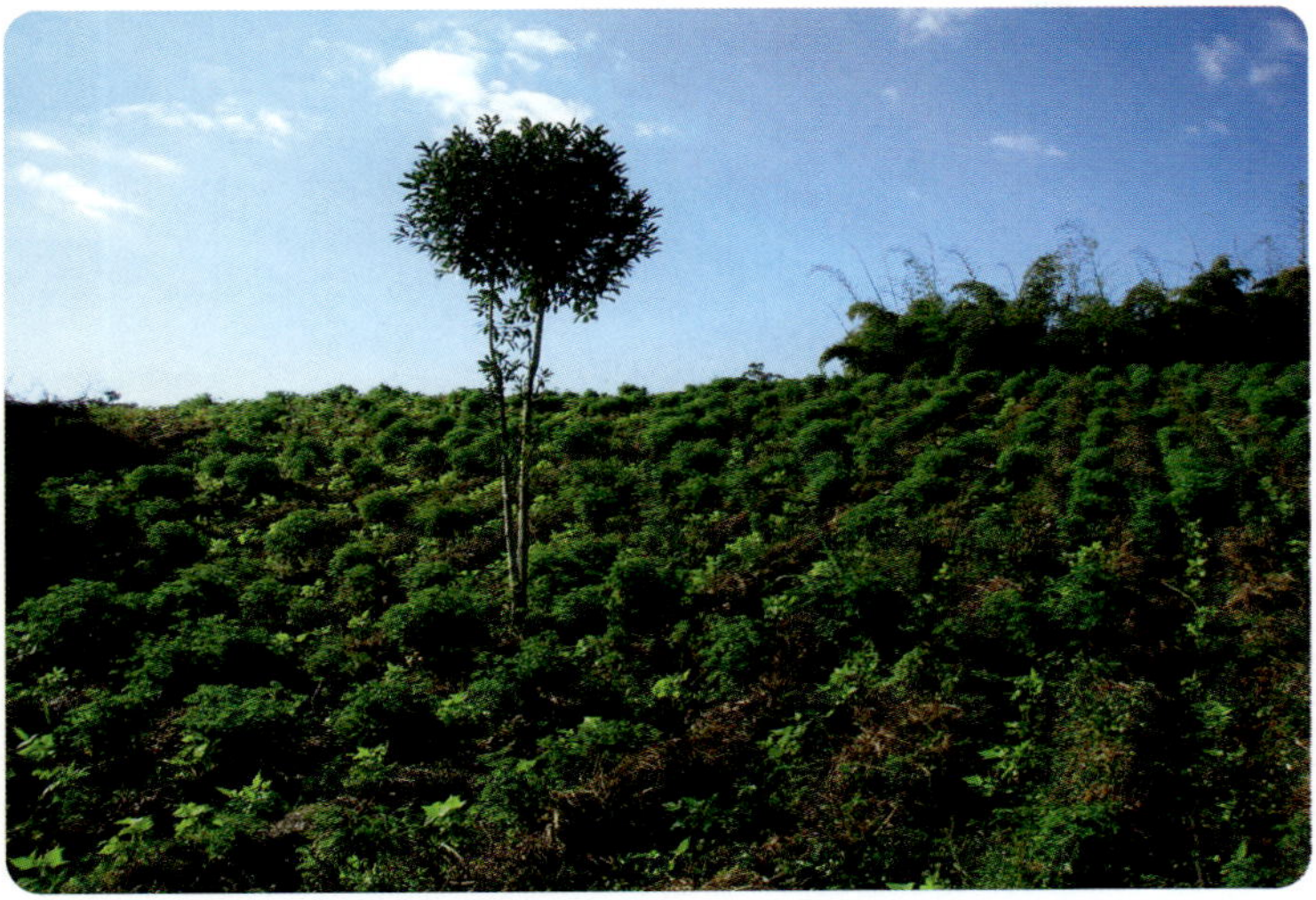

レユニオン島に広がる、ローズゼラニウム畑

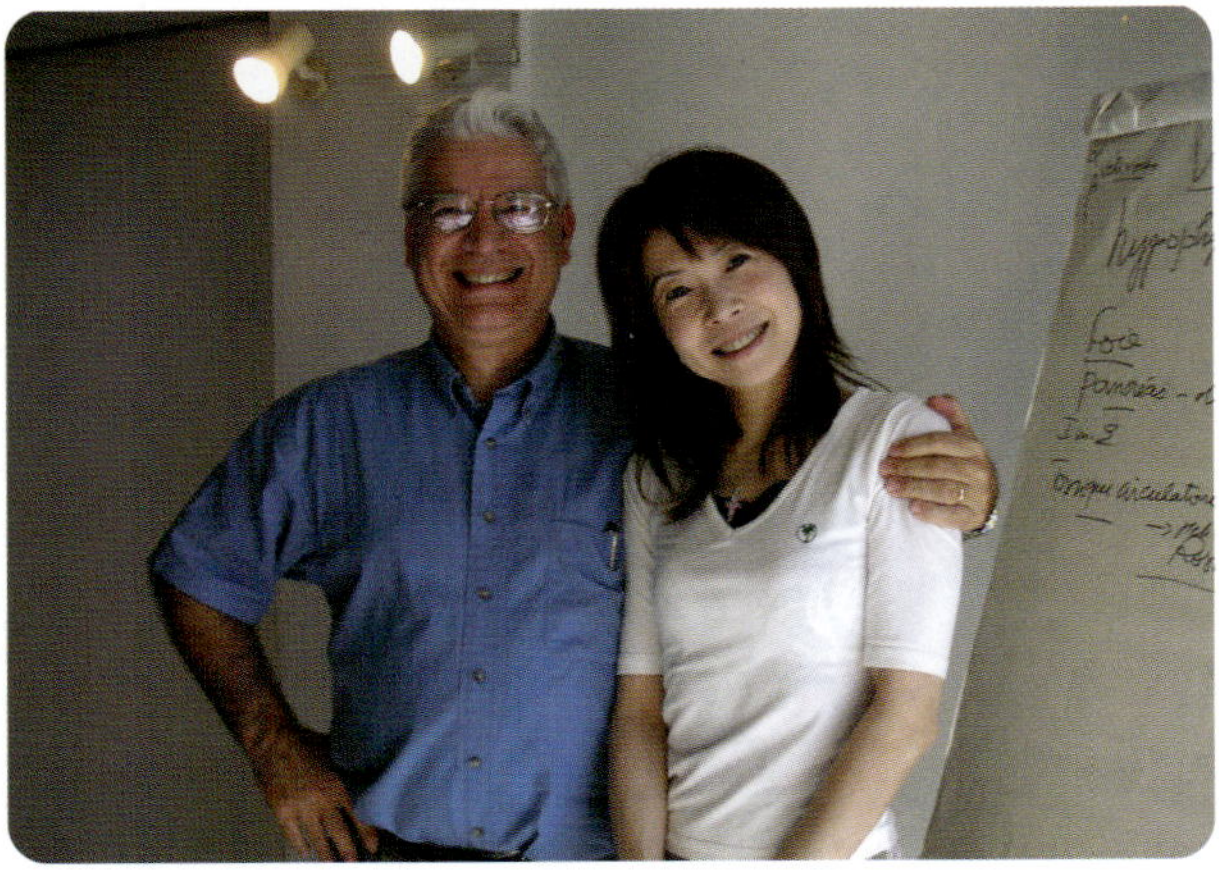

フランス人医学博士のフィリップ・ゴエブ氏と著者

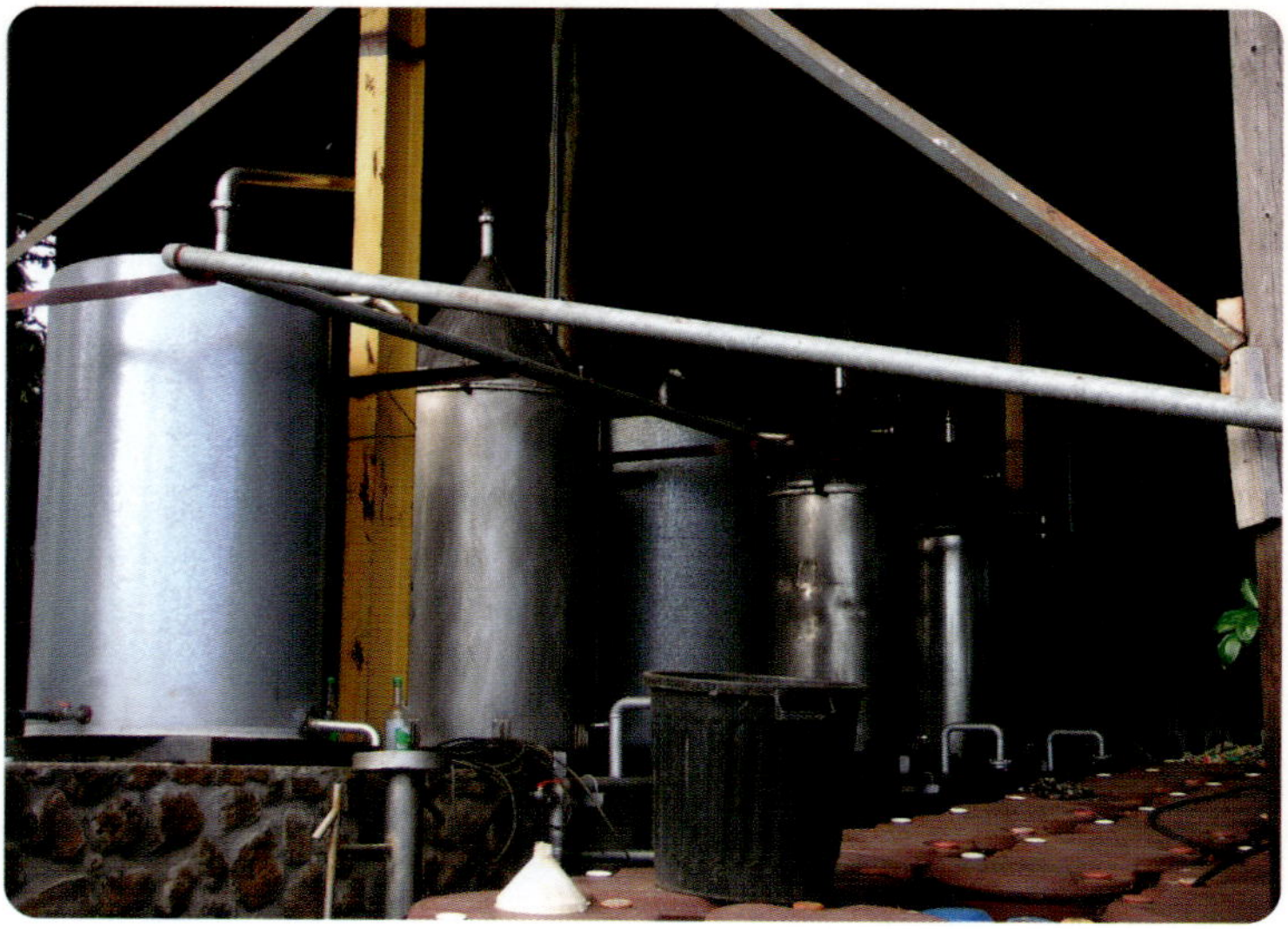

ゴエブ氏の契約農園の精油蒸留器

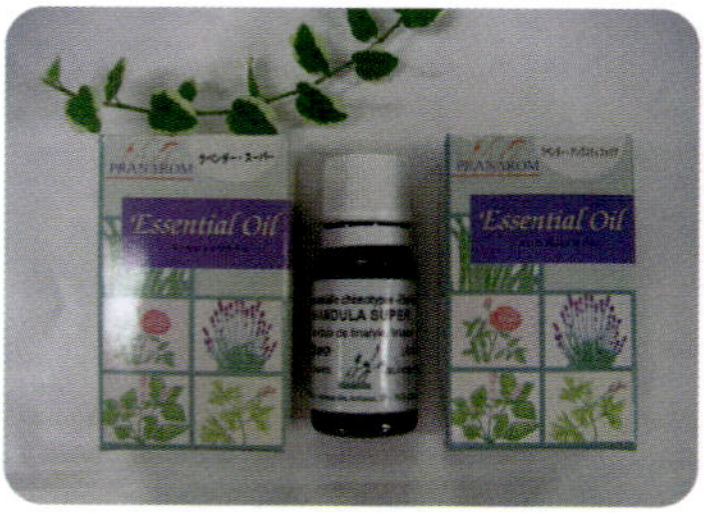

品質確かな、成分分析されたプラナロム社のケモタイプ精油

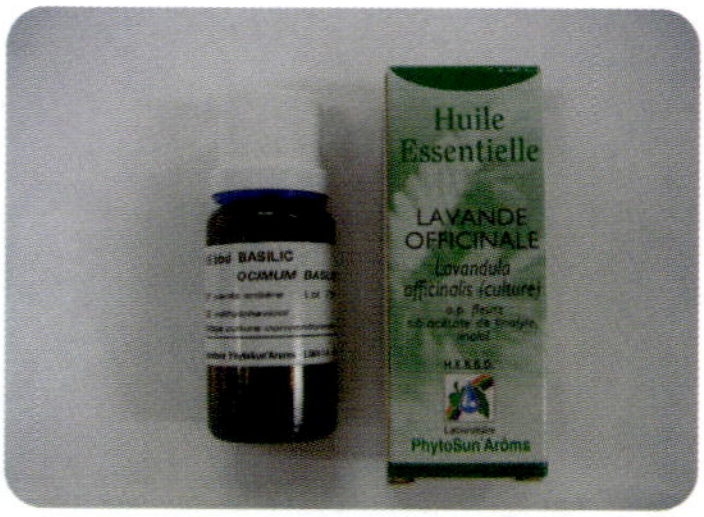

日本でも食品添加物として認可されているフィトサンアロームの精油

実践！

アロマ健康法

メディカルアロマは医のアロマ

アロマセラピスト
高島享子
Kyoko Takashima

教育評論社

目次

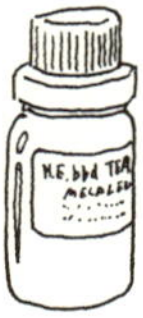

第3章

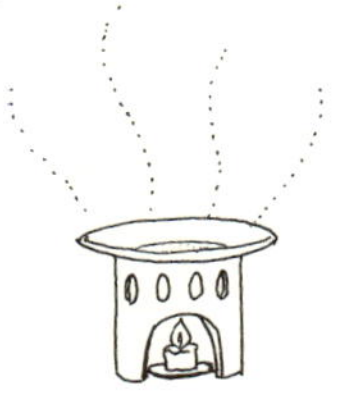

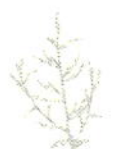

カバー・本文イラスト　なる
カバーデザイン　若林繁裕

プロローグ

香りの島レユニオン島

2005年7月5日昼過ぎ、私たちC・A・P・M・レユニオンツアーの一行19人は、モーリシャス空港のプロペラ機でようやくインド洋に浮かぶ小さな島に降り立ちました。島の名前はレユニオン島。南半球にあるフランスの海外県です。

ここを訪れる日本人は非常に少ないらしく、このツアーに参加することが決まってからガイドブックを散々探しましたが、まったく見あたりませんでした。せいぜいインターネットで情報を探すのがやっと……。フランスの海外県と聞いていたので、通貨はユーロだろうと想像がつきましたが、気候はどうなのか、どんな風習で暮らしているのかなど、ツアーを担当した旅行会社の案内が唯一の情報源……だというのに、案内書が英語だったりして、肝心なことはさほど掴めないのが実情でした。海外旅行はすでに10回以上経験しているけれども、正直、このようなツアーは初めてでした。それでも持ち前の好奇心というか野次馬根性が、私をこのツアーに参加させたのです。

今回、このツアーに参加した最大の目的は、フランス人でレユニオン島で暮らす医学博士、フィリップ・ゴエブ氏の講義を聴くことでした。ゴエブ氏はフランスのメディカルアロマ界の中心的人物。日本にも講義に来たことがあるそうですが、私は直接会うのは初めてでした。ゴエブ氏は日本のメディカルアロマテラピー研究会の機関誌「ナチュラルメディスン」に毎回投稿しています。彼の解説を読むたびに、日本でのメディカルアロマの啓蒙と実践をめざしている私は強烈に影響され、まるで神様のように思っていました。

ですからそれなりにテンションの高いツアー参加でした。事前に彼の書いたものにはすべて目を通し、自分のことを何とか英語で表現できるようにと、ちょっとした準備もしました。名刺も裏面に英語を入れて、外国人にも読めるように用意したほどです。

こうして張り切って出発したレユニオン島行きでしたが、その遠さには少しめげました。まず日本から香港まで飛び、それからモーリシャス島を経由し、さらに飛行機でやっとレユニオン島に到着。飛行時間だけで16時間……。でもこれが最短のコースなのです。途中、モーリシャスで1泊しましたが、5つ星のホテルと聞いて楽しみにしていたのにもかかわらず、到着したのは夜中の12時を回っていました。おそらく美しいであろう周りの自然も、ほとんど真っ暗で見ることができず、翌朝は飛行機の関係で6時出発でしたから、本当に寝るだけに寄ったという感じでした。しかも香港でもモーリシャスでも飛行機が遅れて、

3時間ずつ待たされたのです。

何だかんだといいつつも、本来乗り物が時間通りに動いている国など日本以外にはほとんどないと思っていたので、さほど不満は感じませんでしたが、レユニオン島に着いたときはさすがに疲れがピークに達していました。食事がモーリシャスの朝食以外、ずっと機内食ばかりだったのもこたえていたのです。けれども空港からバスで中心都市サン・ドレに案内されると、ようやく憧れの地にやってきたのだという実感が湧いてきました。輝く海、豊富な緑、気候は南半球だから7月の今は冬かと思いましたが、夏の暑さで……陽射しが強くてサングラスがないと街を歩けません。

レユニオン島の大きさは神奈川県ほど。インド洋に抱かれるこの島は、アロマセラピストにとってはまさに聖地です。何よりも、島の構造そのものがまるでハーブのために作られているようなのです。汚染されていない美しい海に囲まれ、太陽の恵みをたっぷりと受けられる緯度にあり、土壌もほとんど農薬に汚染されていません。さらに標高3000メートル級の山まであり、さまざまな植物の生育条件がこの小さな島の中に整っているのです。ここに生息するハーブは1500種類ともいわれますが、ここまで自然の条件が整ったハーブの楽園も珍しい……ゴエブ博士がフランス本国からわざわざこの島へ移り住んだのも納得です。

サン・ドレで案内されたレストランは、いかにも南欧風の明るく開放的な雰囲気でした。アルコール抜きのパンチを配られて、ようやく落ち着いた食事をとることができました。料理はフランス風で比較的食べやすく、海産物が豊富なのでしょう、メカジキのソテーにホワイトソースのかかった料理が印象的でした。というのも、このホワイトソースがシトラス系の香りを含んでいたからです。レユニオン島へは何回か足を運んでいるというフランス語通訳の女性が、「これはコンババね」と説明してくれました。香りとの相性が難しいホワイトソースなのに、とてもよく合っている香り。ここなら食事は大丈夫かもしれない……とちょっとホッとした瞬間でした。

現地で合流したガイドは、レユニオン県庁に勤めるフランス人を夫に持ち、レユニオン大学で日本語を教えているという日本人女性でした。そのせいか普通の海外ツアーのガイドのように慣れていなくて、その素人っぽさが何となく新鮮。食後、簡単にサン・ドレの街を案内された後、バスでホテルへと向かいました。

彼女の話によるとレユニオン島は350年前までは無人島で、最初にこの島に住んだのはフランスの政治犯だったそうです。そこに場所柄、インド人とアフリカ人（特にエジプト人）が移り住み、混血が進んで独自の言語クレオール語やクレオール文化が創られたといいます。確かに少し肌の茶色い現地のクレオールたちは、顔立ちといい、スタイルといい大変美しい。比較的早熟な女性が多く、子供もたくさん産むということでした。でも結婚はあまりせず、本国からの補助金で子供を育てている女性が多いとか。フランスも日本と同じく少子化が深刻らしく、子だくさんのクレオール人女性は大切にされているらしいのです。

さて、バスで40分ほど揺られてサン・ジレという街のホテルに向かいました。島をぐるりと囲む、日本の神奈川・湘南バイパスのような道が唯一の国道。時間的にも帰宅ラッシュ時だったので、途中渋滞に巻き込まれました。鉄道などないので、唯一の交通手段は車。こんな島で渋滞に巻き込まれるとは思いませんでしたが、それだけ多くの人間が暮らしているということにちょっとホッとしました。日本人はほとんどいない。というより東洋人がいないのです。たまに見かける白人は、本国からの観光客だそうです。そんな異国情緒にたっぷりと浸かりながら、これからしばらく滞在するホテルに到着しました。

ホテルから歩いて5分のところに絵のように美しい海岸と、ちょっとお洒落なカフェがありましたが、それ以外は何もありません。生活の糧のすべてはホテルで調達しなくてはならないようです。水はミネラルウォーターだから、レストランやバーで3ユーロで購入してくれと言われました。成田で大急ぎでユーロに換金してきた私は小銭がまったくなかったので、フロントで小銭に両替えしてもらいました。もう少しユーロが欲しかったので、円は無理としても米ドルなら換金してくれるだろうと頼んでみましたが、そういうサービスはしていないと言われてしまいがっかり……。考えていたよりもかなり不便なようです。第一、英語の通じないスタッフの多いこと……フランス語はまったくダメな私は、息子から借りてきたフランス会話の本と首っ引きになりました。それでもいざとなるとなかなかしゃべれないもので、仕方ないので英語とスペイン語（実は大学での専攻はスペイン語）とボディランゲージで通すしかない。幸い香港までの飛行機で仲良くなった同じツアーの女性がフランス語を話せたので、彼女には大変お世話になりました。

憧れのゴエブ氏にお目にかかれたのは、レユニオン島に着いた翌々日でした。正直、私はかなり緊張していました。写真で見るゴエブ氏は、とてもチャーミングな笑顔で写っていましたが、実際にはきっと厳しい方なのだろうと考えていたので、出発前には必死で解剖生理学と化学の復習をしていったものです。

ゴエブ氏について、ここでもう少しご紹介したいと思います。彼はフランス生まれの医学博士で、10年間本国で内科医院を開業した後、現代の西洋医学に限界を感じて、自然医学を学ぶため、指圧、ホメオパシー（同種療法）、フィトセラピー（植物療法）を学び資格を取得した後に、アロマセラピーと出会ったそうです。ヨーロッパではホメオパシーが盛んですが、私のつたない知識でも、これは治療方法を見いだすまでが困難であるため、ホメオパシーを行う医師自身が体調を崩してしまう場合が多いと聞いていました。ゴエブ氏も効果の徴候を知る手段が難しいと説明していました。

ゴエブ氏がアロマセラピー（仏語読みではアロマテラピー）を最終的に自分の治療手段として選び取った理由は、①香りが直接、脳の中の本能をつかさどる大脳辺縁系に働きかけて、精神面でのケアにもなること、②アロマセラピーに使う精油（エッセンシャルオイル）を構成している分子成分が各臓器に働きかけることにより、薬理効果が期待できること、③薬理効果と感情作用の両面が相乗効果を上げることを期待できること、だそうです。まさに私のめざすメディカルアロマと視点が同じでした。

ゴエブ氏はアロマセラピーを行う医師として、まずインドのマドラス（現チェンナイ）に3年間滞在し、そこの精油分析機関できちんとした品質の精油を使って診察を実際に行っていたそうです。そして、精油には確かな効能があり、飲用についても問題がなく、気分のいいツールとして使えると確信したといいます。

それから本国フランスに戻り、医科大学で精油の特性の研究を続けるかたわら、国際基準の作成や病院へのオファーを行い、また、臨床においても効果が大きいことを感じながらも、なかなか積極的に受け入れないフランス本国の医療機関に限界を感じていたようです。

レユニオン島はフランス領とはいえ、本国からはかなり離れたアフリカに近い島です。でもここはハーブの宝庫であり、アロマセラピーにおいては一大中心地であったこと、それからレユニオン島の精油の蒸留業者には真摯な人柄の人が多く、品質の高さを保てることから、移住を決意されたそうです。現在、ゴエブ氏はメディカルアロマテラピー研究会顧問、「アロマ塾」校長としてさらなるメディカルアロマの啓蒙に努めていらっしゃいます。ゴエブ氏の著書『アロマテラピー32の基本ガイド』は何カ国語にも翻訳され、ヨーロッパではベストセラーになっていますし、日本でも草隆社から翻訳、出版されています。日本で一般的に使われているような精油とはひと味違ったセレクトの仕方で、飲用に適するかという項目もあり、興味のある方にはとても面白い内容だと思います。

さて、張り詰めた思いでセミナールームに行くと、ゴエブ氏は私たちよりも先に奥様と一緒にいらしていて、ホワイトボードの前でニッコリと微笑まれたのを覚えています。その人なつこそうな笑顔が、人の心と体を癒すアロマセラピストのかがみのようで、こんなに癒される笑顔には久しぶりに出会ったという感じでした。

セミナーが始まると、ゴエブ氏は自分自身の話から、フランスのメディカルアロマの現状、これからめざしていることなどを次々と話され、彼のアロマセラピーに対する熱意は大変なものだと感じられました。そして実際に始まった精油の講義も、解剖生理学はもちろんのこと、化学成分についてもかなりレベルの高い内容で、私はノートを取りながら話についていくのがやっとでした。

講義の最終日には、ゴエブ氏の指導によってフランス料理に精油を取り入れているレストランに食事に行きました。忙しい中、ゴエブ氏は奥様を連れてこの会食に加わってくださったのです。私はゴエブ氏に今回お目にかかれたことの意義の大きさをお話しし、お礼を申し上げてから、亡くなった主人の話を切りだしました。するとゴエブ氏も「自分の父も癌だったんだ」……と話しだし、お互いに化学療法による癌治療への疑問を話し合うことができました。そして、そういう共通の経験をしたからこそ、お互いにメディカルアロマをしっかり啓蒙していこうと約束したのです。帰り際、奥様は私たち1人ひとりにゴエブ氏の名刺を配りながら、「メルシー」と言ってくださいました。

研修中のエクスカーションで訪れた植物園も印象的でした。ほとんどの植物が、自然のままの状態で生息しているのです。日本のハーブ園なども仕事柄よく見に行きますが、栽培されたハーブたちは綺麗に植えられていて、手を触れてはいけないし、ましてや採取などは禁止の場所がほとんど……。でも、ここレユニオン島では、植物にはさわり放題、採り放題！　これは私にとっては天国でした。瓶入りの精油で見慣れた名前の植物が、目の前に生き生きと枝葉を張り巡らして生きている……その葉や花に触れたり、ちぎって香りを嗅いでみると、精油と同じ香りがする。私は一緒にツアーに参加した人たちと、「これは香り成分のシネオールね」、「これはカンファーだわ」と、思わずはしゃいでしまうほど興奮したものです。傍から見たらさぞ不思議な光景だったと思います。ツアーコンダクターさんも、「楽しいですか?」と何度も尋ねてきたほどですから。ちょっとアブナイ集団に見えたのかもしれません。

でも、それらの香りが漂う生のハーブは、ゆったりと、堂々とそこに生きていて、香り自体がものすごい生命力を感じさせるのです。さまざまな生の香りに触れて、半ば酔うようにしていると、あらためて精油の力というものを感じないではいられませんでした。そして自分がずっと感じていた、メディカルアロマセラピーというものの本来の姿を見たとはっきり感じたのです。こうしてレユニオン島での1週間はアッという間に過ぎていきました。

帰国した私は、何かに取り憑かれたかのように、この本の執筆にかかりました。レユニオン島のアロマセラピーを知ってしまうと、日本のアロマセラピーはまるでぬるま湯に浸かっているようなもので、いろんなものをごまかしながら、何となく気分のいいお洒落な香りの遊びで終わってしまっているような気がします。本当のアロマセラピーとはもっと生活に根づいた、というよりも、人間がこの地球上で生きる上でとても大切なものなのだということをどうしても伝えたいと、沸き上がる想いがありました。この本を手に取ってくださった方々が本当のアロマセラピーを知って、生活の中に取り入れてみたいと思ってくれたら、こんなに嬉しいことはありません。

第1章
メディカルアロマの魅力と可能性

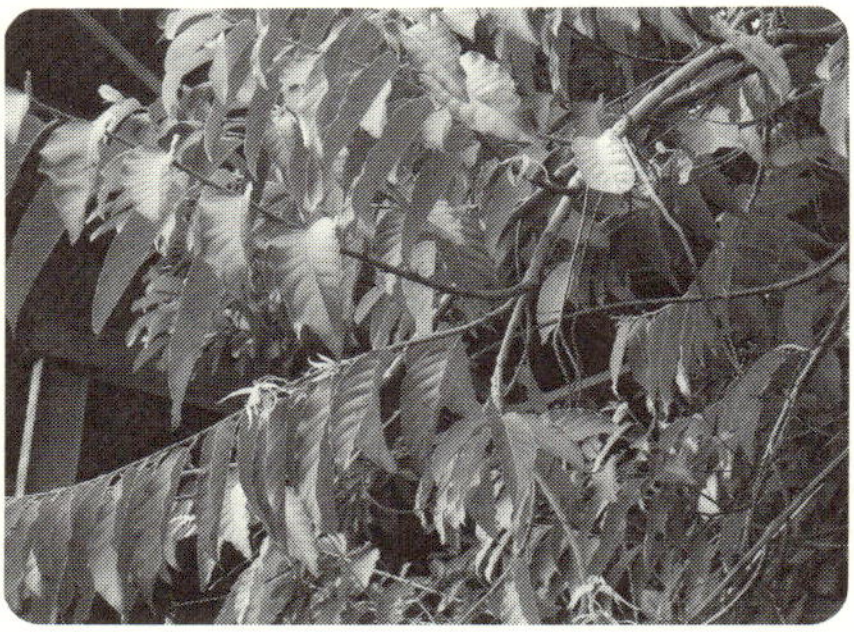

イランイラン

メディカルアロマで疲れとクマが消えた！

私は横浜でメディカルアロマの店「パルマローザ」を経営しています。基本的には提携している医師のアロマ処方を取り扱うことになっていますが、わざわざ医師にかからなくても、先に私どもスタッフでカウンセリングを行って、処方することのほうが多いのです。

小さな店ですが、3年もやっていると、実にさまざまな健康の悩みを抱えた、あらゆる世代の男性や女性がおみえになります。そんな現場でメディカルアロマを実体験し、有効に使ってくださるクライアントもたくさんいらっしゃいます。なかでも印象に残っているのが、慢性的な疲労感を訴えて来店された山田真梨子さん（仮名）という女性です。

夏の暑さがピークに達した時期、山田さんはとても疲れ切った顔をして、「眠れないんです。アロマって眠れるようになるんですよね？」と言って来店されました。年齢は30代後半から40歳くらいといったところでしょうか。いかにもキャリアウーマンらしいスーツに身を包んで颯爽としているのに、とにかく顔色が悪く動作も緩慢で、表情の暗さが気になりました。目の下にはクマも見られ、不眠よりもこちらのほうが悩みの種なのでしょう。コンシーラーでしっかりとクマを隠そうとしている努力が見えます。でも、それがかえって厚化粧に見えてしまいます。

とにかくカモマイルのハーブティーを飲んでいただいてリラックスを促しながら、さしさわりのない範囲で勤務内容を伺いました。まず、顔色の感じとクマの様子から、肝臓の機能が衰えていると考えられ、消化機能が気になったので、食欲を伺いました。すると仕事柄、外食が多く、お酒も接待でしょっちゅう飲むとのこと。もともとはそれほどお酒に強くなかったけれど、慣れで少しは飲めるようになった……でも食事が不規則だから、いつも胃が重たい感じがするのに、健康診断では別に異常はない。お風呂はどうなさっていますかと聞くと、お酒を飲んで帰ると疲れてすぐに寝てしまうので、毎朝シャワーで済ませているそうです。これは典型的な都会のキャリアウーマン型の生活のようです。

休みは取れても週に1日……以前は家事などこなしたけれど、最近は疲れ切ってゴロゴロしているうちに1日が終わってしまう……もうトシなのかと感じます……とため息。ハーブティーを口に運ぶと、ちょっとホッとしたように「これ、おいしいですね」と、少し表情が緩んできました。

私はまず、山田さんの慢性疲労感がどこからくるのかを話すことにしました。もちろん仕事を変えなさいとかライフスタイルを変えなさいなどとは言いません。ただ、ちょっと気をつけるだけで、劇的に体調が変わる可能性があることをわかってもらうために、必要だったのです。まだ検査などでひっかかっていないとはいえ、相当消化機能が衰えていると考えられるので、まずそれを回復するために、身体を温めることを心がけてほしいと伝えました。

「ババシャツは着たくないわ」

どうも、下着に保温性を求めるのは自分がオバサンだと認めるようで、抵抗があるようです。

「別にそんなことを言っているわけではありませんよ。ただ、昼間飲むものの中から、まず冷たい飲み物を控えてみてください。それから面倒かもしれませんが、湯船にお湯を張ってゆったり浸かる時間を持つことを、週に1日からでいいですから始めてみてください。リラックスして身体を温めるアロマバスのブレンドオイルを使ってみたら、ちょっとお酒落でお風呂が楽しくなるかもしれませんよ。そうすることによって、まず身体の奥深い内臓の周りの血流を良くしてあげましょう」

「夏のこの暑いときに冷たい飲み物がダメなの？　ますます夏バテになっちゃいそうよ」

自分が長い間続けてきた習慣を変えるというのは、なかなか受け入れられることではないようです。でも私は続けました。

「お客様の不眠はまず慢性的な心身の疲れからきていると思うからです。それは身体を冷やしてしまっているために起こることが多いんですよ。人間の身体は自律神経の交感神経と副交感神経が交互に働いてコントロールしているんです。仕事の忙しい方は、神経の高ぶった状態、つまり交感神経優位の状態が多く、頭脳に血液が集中してしまっているために、胃の周りの血液が少なくなっていることが多いのです。まして接待で神経を使いながら食事をなされれば、血液が周りに足りなくて胃の動きが鈍っているところに、無理やり食べ物を押し込んでいるわけですから、胃が消化不良を起こしやすくなっているのだと思います」

「確かに接待で飲んだり食べたりしてるときは、何を食べてるのかわからないし、終わった後ぐったりして、急にラーメンとか食べたくなるのよね」

「そう、緊張がほぐれたとたん、胃が冷えていることに気がついて、身体が温かい食べ物を求めるんです。でもそこで消化の悪い食べ物を入れたら、辛くはありませんか?」

「そうなのよ。でも、何か食べないといられないの。別にお腹が空いているわけじゃないと思うんだけど、辛くて眠れないの」

「それなら、こうしてみてください。緊張がほぐれたらすぐに、温かいお茶を飲んでみてください。胃を温めて消化機能を上げるのには、オレンジの入ったお茶がおすすめです。それから、ラーメンよりも消化の良いお粥のようなものを食べたほうがずっと楽になりますよ」

「いきなり食べるなってことね」

「そうですね。ちょっと神経を休めながら、胃に血流を戻してあげる時間があるといいんです」

「何分くらい休むの？」

「30分くらいで結構です。それから帰宅してお風呂に浸かっていただくのが一番いいのですが、それが無理なら寝るときにパジャマを着て、できれば腹巻きをなさってください」

「え〜？　何で？」

「胃と肝臓を温めるためです。それだけで朝の目覚めがぐっと楽になりますよ」

「アロマはどこで使うの？」

「不眠を緩和したいのなら、オレンジ・スィートかオレンジ・ビター、マンダリン、ベルガモットなど好きな香りをティッシュに落として、枕元に置いて休むとよく眠れると思いますよ」

　そう言って、それらの精油を並べて好きな香りを選んでいただきました。彼女はオレンジ・スィートとマンダリンがすごく気に入った様子で、盛んに「良い香り〜」と連呼していました。そこで、アロマバスのブレンドにもマンダリンの入ったものをすすめるとすご

くウキウキとした感じになっていたのです。

「最近、あの香りに中毒で、何だかんだとよくお風呂に入るのよ。なんだか柑橘生活って感じ」

なるほど面白いことを言うなあと思いながら、少し秋風の吹いてきた季節に風邪をひかないようにと思い、エキナセアにオレンジとシナモンの香りのお茶をお出ししながら、またおしゃべりになりました。

そのときです。私は山田さんの手を見て、少し皮が剥けているのに気がつきました。

「その手、どうかなさいましたか？」

「ああ、これね。お風呂上がりになんか剥けてくるからつい……」

これはアロマバスに柑橘系の精油を加えるとよく起こる現象です。柑橘系の精油にはリモネンという、脂肪溶解作用のある成分が入っているので、使いすぎると入浴でシワシワになった手から、さらに油分を抜いてしまうことがあるのです。

「湯船いっぱいのお湯にキャップ1杯入れてますか？」

「え？　そんなのいちいち計ってないわ。アロマだから安全だと思ってじゃんじゃん使ってる」

「それはよくありません。手に必要な油分まで取り去ってしまいます。それにちょっと感作（かぶれやアレルギーなどの症状）も起こしているようなので、しばらくあのブレンドオイルは使わないでみましょう。代わりに柑橘系を抜いたもので、リラックス作用のあるバス用のオイルをお作りしますから、1週間くらいそちらを使ってください。あと、ハンドクリームも作りましょう。早く気がついてよかった」

「そうなんだ……空気が乾燥してきたからかと思ってたわ」

それから、リラックス作用から皮膚再生にいいイランイランと、傷を治す作用のあるラベンダー、柑橘系の香りでもリモネンの少ないリトセアを嗅いでもらい、それらで1週間分のバスオイルを調合しました。また、イランイランとラベンダーをシアバターとホホバオイルを混ぜた基材に3％の濃度で溶いて、毎晩寝るときに塗るよう指導しました。

それでも山田さんは美容のことが気になるようでした。

「だいぶんよくはなったんだけど、クマ……もう少し薄くならないかしら。寝不足からは解放されたけど、とても気になるの」

もともと目の大きな顔立ちの山田さんはクマも出来やすいと思われます。まだ一生懸命コンシーラーで隠しているのが感じられます。

「ではちょっと贅沢ですが、血流を良くするヘリクリサムという精油を使ってみましょうか」

ヘリクリサムは別名イモーテルとも呼ばれる、キク科の植物から抽出される精油です。少々強烈な香りを持っていますが、血腫の治療には医師もよく処方する優れた精油ですから、もし使えればかなりクマの緩和には期待が持てます。

ヘリクリサムを鼻に持っていくと、山田さんもちょっと微妙な表情をしました。

「う〜ん……好きじゃないけど、我慢はできるかも」

女性は美容のためなら少々嫌な香りでも我慢してしまいがちです。そこで香りを少し弱くするためにラベンダーと、リンパの流れを整える作用があり、若い女性に人気のあるバラに似た香りのローズウッドの精油をジェル基材に加えてクリームを作りました。

それと一緒に、肝臓の代謝を上げるためにレモンとローズマリー・ベルベノンとワイルドキャロットを加えたジェルも作り、これを同時に肝臓のあたりに擦り込むように指導しました。

それから2週間後に来店されたときには、山田さんは手荒れも治り、疲れた様子もなく、クマもコンシーラーがいらないほど薄くなり、すっかり色白な肌になっていました。精油を安全だと過信してはいけないということと、こちらの指導通りに使っていても、しっかり効能があると実感できた様子です。「身体に優しい精油を使って、ほんの少し日常生活で気をつけると、こんなにも体調って変わるものなのね」と何度も話すのが印象的でした。

彼女の心からの笑顔を見て、私たちスタッフも幸せを分けてもらった気分です。今ではあの疲労感からはほとんど解放されて、またバリバリと仕事をこなしているようです。

それからも山田さんは、体調や肌の状態をチェックしながら、少しでも変化があると無理をせずにすぐに相談してくださるようになりました。ただ1度作っただけのアロマクラフトを使い続けるのではなく、山田さんのように、その日その日の状態に応じて使い分ける……これがうまくアロマセラピーを生活に取り入れるコツなのです。

メディカルアロマとは何か

Q アロマセラピーとどう違うのか

香りを嗅ぐことによりリラックスしたり、やる気を起こしたりする……アロマセラピーは最近、ちょっとしたブームを呼んでいます。ストレスの多いこの社会で、癒しの1つとして、お洒落で何となく可愛い香りの遊びとして、特に女性の間では大流行のようです。

けれども、そもそもアロマセラピーは、単なる香りの遊びではなく、立派な医療行為の1つでした。歴史も古く、アロマセラピーを完成したのは4000年前のエジプト人だともいわれています。いってみれば、西洋で発達した漢方医療のようなものなのです。

現代の医療はめざましく発達し、医師の担当も細分化され、専門性が深まり、昔ならとうてい治すことのできなかった病気も治療可能になりました。それはそれで素晴らしいことなのですが、医師の治療自体も細分化し、病気は臓器の故障であるから、その故障の原因を打破することで治していこうとしているように感じます。ですから治療に必要なのは、患者さんの訴えよりも、検査などのデータであり、いくら不調を訴えても、数字に何も現れなければ、具体的な治療が行われない場合が多いのです。

けれども漢方治療では、まず患者さんの訴え（問診）をよく聞き、脈診、舌診などを行って体質・体調を把握したあと、患者さんの生活環境にまで必要な指導を行って、症状の改善をめざしていきます。もちろん検査データも参考にしますが、治療の主役はあくまでも患者さんであり、臓器ではありません。また、病気の原因を叩くのではなく、もともと患者さんの身体に備わった治癒力を高めて、つらい症状を改善していくのが基本です。

アロマセラピーも、もともとは漢方のようなものです。中世ヨーロッパの医療の中心は修道院で、そこで栽培されたハーブや薬草を用いて、修道僧たちが患者の治療を行っていました。漢方と同じく、長い歴史の中で先人の知恵として伝えられて残ってきたものは、真実をはらんでいると私は考えています。メディカルアロマとは、精油の香りを嗅ぐことによって、身体と心の治療や健康維持をめざすものなのです。

けれども日本には、まだまだアロマセラピーは、医療とは結びつきにくいというイメージがはびこっています。薬事法により、国が薬として認めていないアロマセラピーの精油は、「雑貨」に分類されているほどです。効果効能を謳うことや、それを理由にお客に購入をすすめることも禁止されています。でも、１度でもアロマセラピーで効能を実感した人からは、「どうしてこんなに素晴らしい精油が薬に認定されないの？」という声も多く聞かれ、とても嬉しく感じることが多いのも事実です。

私が開いているアロマ講習会では、毎回、簡単なアロマセラピー精油を用いたクラフトを作って、お持ち帰りいただいておりますが、正真正銘、危険な成分は一切含まずに化粧品や生活用品を作っております。もちろん保存料も入っていませんから、せいぜい１～２カ月で使用しきれる分量しか作りませんが、天然成分１００％の精油の香りの良さ、そして使い心地の快適さに、生徒さんたちの評判も上々です。

これはとても楽しい作業ですが、それと同時に、きちんとした知識を持った指導者が、本当の正しいアロマセラピーを広めなければ、いつまでたっても日本でのアロマセラピーは、〝香りの遊び〟の域を超えることはできないと危惧してもいるのです。

Q　精油って何？

アロマセラピーというと香りですが、香りといえば真っ先に頭に浮かぶのが香水でしょう。今や香水のお洒落は、洋服を取り替えるようにその日の気分やＴＰＯに合わせて選び、まとうのが常識です。では香水はアロマセラピーなのでしょうか。

確かに気分などに働きかけるという意味においては一種のアロマセラピーといえるかもしれません。けれどもアロマセラピーに使用する精油と、香水は異なるものです。

香水はその香りの強さにより、呼び名が変わります。一番軽くて使いやすいのがオーデコロン、もう少し強い香りを長く楽しむのならオードトワレ、もっと強いのはオーデパルファム……これは香水に含まれている香り成分の濃さの違いによる呼び名で、当然、濃いものほど値段が高価になります。

そして香り成分以外の部分はエタノールなどの化学成分と水分で、それらで希釈されています。当然、大量生産の場合には保存料なども加えられて、手頃な値段に設定され市場に出回っていきます。香水を作る専門家を調香師と呼びますが、とても繊細でセンスの問われる難しい仕事のようです。調香師たちは、香り成分の中から、イメージに合ったブレンドを作り上げていく芸術家といえます。

でも、自分で香水を作ってみるとわかるのは、最初に作った香りは時間とともに変化するということ……特にアルコールを多く使いますから、アルコールの臭いが飛んでから、ブレンドした香り成分がまろやかになるには、最低でも2週間ほどかかります。きっと香水のヒット商品を作るのには、膨大な時間がかかっていることでしょう。しかも時代の流行や採算性まで考えるのですから、本当に頭が下がります。

それに対して、アロマセラピーの主役である精油とは何なのでしょうか。

基本的には植物から取り出した１００％天然成分のエキスと考えていただいてよいと思います。ただし、精油は植物の身体全体に含まれているのではなく、花や葉、茎、果実、根、木芯、樹脂などから抽出します。

抽出方法はいろいろありますが、現在は水蒸気蒸留法といって、精油の含まれている部分を蒸気で蒸し出して化学分解し、冷却してから蒸留水に入れ成分を再構築するという形で取り出すものがほとんどです。また、柑橘系の果実の皮は、圧搾法といって皮を絞って取り出す方法をとります。ただし、日本では圧搾法で取り出したものも精油と呼んでいますが、ヨーロッパではエッセンスと呼んで、精油（エッセンシャルオイル）とは違うものとして考えているようです。

現にレユニオン島で私が購入してきたコンババという柑橘系の精油は、ちゃんと水蒸気蒸留法で抽出されていました。けれども圧搾法に比べると手間がかかる分、高価になるのは避けられません。

抽出方法でもう1つ注意したいものがあります。溶剤抽出法といって、一般には花などのデリケートな香りを取り出す際に、熱を加えずに溶剤に浸して抽出する方法です。最終的には溶剤を取り除いて精油となるのですが、どうしても１００％取り除くことができないため、溶剤の残留が避けられません。従ってこの抽出方法で取り出したものには、見分けるためにアブソリュート（Abs.）という名称が付けられ、あまり肌に塗ったりはせず、芳香浴以外には使用しないのがほとんどです。

さて、こうして植物から得られる精油ですが、その濃度はたった1滴に、植物の数十本から数百本の成分が含まれた高濃度のエッセンスなのです。ですから、1滴をティッシュに落とすだけで、香りが周囲に広がり、その濃さを実感することができます。また、それだけに肌に直接塗ることは、刺激を与えてしまうことが多く、ほとんど行いません。感作などでかぶれなどを引き起こすことが多いからです。

ですから香水は、この精油や動物などから採取した香り成分を希釈したものと考えるといいでしょう。ただし、精油本来の持っている力を引き出したい場合には、絶対に100％ピュア・ナチュラルであることが必須です。精油は水には溶けないので、アルコールか植物油に溶いて希釈することが多いのですが、多くの場合、香りを楽しむだけでなく、その成分からさまざまな作用が人間の身体に働きかけるので、医療の補助療法として使用することができると考えられるのです。

また、芳香剤はどうなのか……という質問もよく受けます。芳香剤は花の香りがついている場合が多いのですが、ほとんどは人工的に合成したものです。たとえば、有名な精油のラベンダーは、ピュア・ナチュラルなものには200種類ほどの香り成分が含まれているのですが、その主なものである酢酸リナリルとリナロールとラバンデュールという成分を合成すれば、似たような香りを作ることが可能です。そうすることによって、植物から取り出すよりもずっと簡単に、費用もかからずに香りを作ることができるのです。量産している芳香剤は単なる臭い消しであり、アロマセラピー効果は期待できません。

Q ホリスティック療法とメディカルアロマの関係は？

ホリスティックとは「全身の」という意味です。一方、一般的な医療機関で行われているのは対症療法といって、患者さんの訴える症状について、その原因を人間の身体の部分的な臓器の故障と考えて、その原因となるものを取り除いたり、症状を抑えたりする治療法です。

これに対し、ホリスティック療法では、患者さんの訴える症状を全身から診ていきます。そうすることによって患者さん1人ひとりの体質や生活習慣などまで調べていくため、同じ症状を訴える場合でも、治療法は各自で異なります。

簡単な例を挙げてみましょう。たとえば、皮膚にひどい痒みの発疹が出たとします。対症療法では、まず痒みを抑えることに重点をおきます。考えられる痒みの原因に応じて薬を選び、患部に直接塗ったり、飲み薬で痒みを抑えたりします。ですから方法はどちらかというとマニュアル的な感じになりますが、即効性は期待できます。ただし、薬が合わなかった場合には、何度も医師に相談することになり、効く薬に出会うまでは完全に治ったということにはなりません。中には「完治は不可能」というものもあります。

これに対し、ホリスティック療法はその痒みの原因を取り除くことに重きをおくものです。あまりにも痒みがひどい場合には対症療法を併用することもありますが、あくまでも根治を目的としますから、患者さんの体質をまず見極めようとします。そして、痒みが単なる外的な要因によるかぶれからくるものなのか、どこかの内臓の不調のシグナルなのか、あるいは精神的なものからくるのか……を細かくチェックしていきます。ですから患者さん自身も自分の体質を知ることになり、生活習慣などにも改善するべき点があれば、ていねいに指導していくことがほとんどで、ときにはまったく薬を使わずに治ってしまうこともあります。

対症療法の一番の問題は、大量の薬を服用する可能性が高いということです。ある症状を抑えるために処方した薬の副作用を見込んで、別の薬も一緒に処方されることもあります。特に高齢者は、身体のあちこちに不調を訴えることが多いため、あらゆる種類の薬が処方されて、ただでさえ代謝力が落ちて食欲が減りがちなのに、薬だけでお腹いっぱいになってしまう……と訴える人も少なくありません。しかも長く服用しなければならない場合は、副作用やさまざまな悪影響が徐々に現れることも考えられます。

それに対し、ホリスティック療法では視点が全身に及ぶので、薬は1種類のブレンド薬で済む場合がほとんどです。ホリスティック療法の代表的な医療である漢方では、風邪薬ひとつとっても、身体が冷えやすいとか、性格的に緊張しやすいとか、胃腸があまり丈夫ではないなど、患者さんの体質によって、処方される薬はまったく異なります。そのあたりはマニュアル的というより、オーダーメイド的な部分が多いといえるでしょう。

ヨーロッパなどで流行りのホメオパシー（同種療法）も、ホリスティック療法の1つです。「似たものが似たものを癒す」という原理から、ホメオパシーを行うドクターはかなりの時間をかけ、患者の体質を問診から細かくチェックし、その患者さんを、たくさんのものの中から何が同族か診断していきます。それはときには毒蛇であったり、金属であったりとさまざまですが、その中の同族のものを10の60乗分の1という濃度まで希釈し、レメディと呼ばれる錠剤にして患者さんに服用させ、病的エネルギーを押し出す力を助けます。

アロマセラピーもホリスティック療法の範疇に入るものです。目的とするのは健康な体の恒常性（ホメオスターシス）を保つこと。そのために、香りを使うことによって、バランスの崩れた部分に働きかけ、自己治癒力を助けて、体を少しずつ元の健康な状態に戻していくのです。

Q　メディカルアロマはなぜ効果があると考えられるのか

人間の五感の１つである嗅覚は、もっとも原始的な感覚といわれ、大脳の中でも本能をつかさどる大脳辺縁系という部分に直接働きかけるといわれています。その速度は電気インパルスに変えられるため、即効性があります。人がある匂いを嗅いだとき、即座に好き嫌いが判断されるのもそのためです。

ですからアロマセラピーの基本は、使う人自身が好きな香りを使うことにあります。また、季節や体調、年齢などによっても香りの好き嫌いは変化していくので、アロマセラピーを深めていくことは、ある意味、自分の体調チェックにも役立ちます。

アロマセラピストはクライアントの訴えを聞き、身体のどこに乱れがあるのかを皮膚の状態や話の中から探っていきます。そしてその人の身体の力が不足して求めている部分を助けると考えられる化学成分を考え、その成分を含む精油をいくつか選んでいきます。ある香りをクライアントに嗅いでもらうと、嫌な香りとか好きな香りといった答えが即、返ってくるので、そこでさらにクライアントの体質などがみえることになります。最終的にはクライアントがずっと嗅いでいたいという香りが見つかればベストです。そしてその精油を使って、香りを嗅ぐ芳香浴に使うか、希釈して肌に塗るかなどを個人個人のライフスタイルに取り入れやすい形で提案していくのです。

アロマセラピーの場合、香りを嗅ぐ感覚が直接本能に働きかけるため、すぐに適した精油を選ぶことができます。その精油は体調が整ってくれば必要としなくなることが多い。逆に他に不調が現れれば、また同じように弱った部分の補強になる精油を選んでいくことができます。このように、さまざまな精油を試してみるうちに、自分の身体の弱い部分がみえてきて、そこが弱ったときにどの精油を使うと早めに手当てできるかなどがわかり、健康管理にとても役立つ場合が多いのです。

抗生物質という薬を考えてみましょう。あの死の病いだった結核菌を劇的に殺菌する薬として開発され、万能のようにいわれてきました。ところが最近、現代医療現場で使用されている抗生物質では殺せない結核菌が発見され、話題になっています。なぜそのようなことが起こってきたのでしょうか。

ご存知の方も多いと思いますが、抗生物質は1種類の成分で作られている場合がほとんどなので、耐性菌ができやすいのです。細菌も生き物である以上、進化し続け、生き延びようとします。つまり細菌も学習し、同じ抗生物質では死なないように進化してきたのです。そうすれと、より強い抗生物質の開発が行われます。でも、これって人間と細菌のイタチごっこのような気がするのは私だけでしょうか。

そこで私がアロマセラピーでおすすめしているのが、抗ウィルス作用（ウィルスの増殖を抑える作用）と殺菌作用のある精油を使った療法です。そういう成分を含んだ精油はたくさんあるので、クライアントにいくつかの精油の中から好みの香りのものを選んでいただき（つまり身体が求めている成分の入った精油を本能的に選んでもらうのです）、何種類かをブレンドして使ってもらいます。精油が持つ殺菌作用が、抗生物質と同じ働きをするのです。

その上で、選んでもらった精油を空気中に散布したり、枕元に置いたティッシュに含ませて香りを嗅ぎながら休んでもらったり、植物油で希釈して呼吸器に近い胸や背中に擦り込むよう指導します。そうすれば、精油の持つ何百もの成分がウィルスの侵入した箇所に到達し、戦ってくれます。しかも、いくつかをブレンドしているのですから、耐性菌が作られることはほとんどありません。これが天然成分１００％の精油の力なのです。実際、胃腸が弱くて薬を飲みたくないという方、お年寄りや乳幼児のような抵抗力の弱い方には、こちらのほうが体力も落とさず、回復も早く見込まれます。

Q メディカルアロマセラピストは何をしてくれるのか

アロマセラピーを医療現場でも使おうという試みは、すでにいろいろなところで行われています。最近盛んに活動しているのが、アロマテラピストと呼ばれる、マッサージを取り入れた精油による療法を施術する方々です。

アロマセラピーの理論の1つに、タッチング論という項目があります。その名の示す通り、人間同士が肌で触れ合うことにより、人体に及ぼす影響を説いたものです。人は生まれ落ちたときから、信頼できる他の人間に触れてもらうことで精神的に安心できると考えられ、アロマセラピーもただ香りを使うだけでなく、クライアントにアロマテラピストが触れることで、精神面にもより効果的に働きかけると考えられています。実際、何回かマッサージでクライアントに触れてみると、その方の体調が、さわっただけで何となくわかってくるようになります。これはおそらく、専門的に指圧やマッサージを医療行為としてなさっている方も同じだと思います。機能が弱っている部分は血液が滞るのでしょうか、固くこって冷たく感じられるのです。

また、アロマセラピーのマッサージによるトリートメントには、精油を希釈するためのキャリアオイルという植物油を使用します。キャリアには「運ぶ」という意味があり、精油の成分がよりよく皮膚の毛穴から浸透するように助ける働きをします。代表的なものとしてホホバオイル、スィートアーモンドオイルなどが使われますが、乳幼児などには作用の穏やかなキャリアオイルだけを使ったトリートメントも行われます。キャリアオイルと精油を混ぜたブレンドオイルは、心地よい滑りをともなったマッサージ・トリートメントによって、より効果的に体内に浸透していきます。精油はクライアントの状態に合わせて選んでいきますが、何よりもリラックスすることにより、身体全体の機能が回復し、正常な状態に戻していくことが多いといわれています。

こういった効能を期待して、病院や施設でもアロマセラピー・トリートメントを、患者や入居者の健康管理や補助療法として取り入れはじめたところが多くなってきました。ただ、香りの世界はあくまでも本能的な感覚の世界ですし、精油はすべてが安全なものではなく、中には考えてもみなかったアレルギー反応を起こしてしまうことも、稀に起こりますが、万が一、嫌な経験をしてしまうと、一生恐ろしい記憶として残ってしまいます。ですから自分に合ったトリートメントを施してもらった方にはいいイメージが残ります。本能的な部分に触れるために、香りの記憶というのはそれほど根深いのです。ですからアロマテラピストは医学的な知識を持ち、精油の成分や効能、危険性を熟知していなくてはなりません。その上で、クライアントの立場に立ってあらゆることを考え、施術する本人も楽しんで行えなければ、本物のアロマテラピストとはいえないと思います。

Q メディカルアロマの現状は？

日本ではアロマセラピーのような治療法を、代替治療あるいは補助療法と位置づけており、なかなか治療の主役にはなれません。医療とは結びつきにくいイメージなのです。これは日本のアロマセラピーが、イギリスから入ってきたためだと考えられます。

ここで簡単にアロマの歴史をひもといてみましょう。第1次世界大戦の軍医として活躍したジャン・バルニ医師が確立したのが「フランス流メディカルアロマ」で、フランスでは医師や自然療法士でなければアロマセラピーを行いません。

一方、バルニ医師について勉強した後、美容面にマッサージトリートメントとともにアロマを取り入れたマルグリット・モーリー女史が確立したのが「イギリス流アロマセラピー」です。こちらは美容とホームケアが主流で、アロマセラピストにも国家資格はありません。

欧米の生活様式に憧れつつも、アロマセラピーなどに興味を示す医師が少ない日本では、資格のいらないイギリス流が馴染みやすかったのでしょう。それでもここ20年ほどで、日本においてもアロマセラピーは随分と人々の生活に入り込み、コンセプトや資格制度を確立した団体がいくつか出てきました。

私自身も3つの団体に所属していますが、日本で1番規模の大きい「日本アロマ環境協会」では、初心者でも挑戦できる検定制度から、ある程度のレベルの解剖生理学や、精油の化学などを本格的に勉強しなければ取得できない資格も作られています。

私も仕事の合間にスクールに通いながら、あらゆる参考書と首っ引きで、日本アロマ環境協会のインストラクター資格を取得しました。そして患者さんの身体の悩みを聞き、全身の状態からその人の弱っている部分を見つけ出し、弱い部分をはじめ全身の潜在力を高める成分を探し、その成分を含む精油を探し出すことができるようになりました。

もちろん、実際に医療現場でメディカルアロマを実践されているドクターや歯科医、鍼灸師も、少数派ですがいらっしゃいます。なかにはきちんとしたデータを重ねながら研究なさっている方、新しい精油を使った商品を開発されている方々もおり、私たちメディカルアロマセラピストは、彼らの著書を教科書にして日々勉強を重ねています。

今、メディカルアロマを積極的に取り入れている医療機関は、内科をはじめ心療内科や精神神経科、整形外科、産婦人科、皮膚科、鍼灸院、老人医療施設などが多いようです。いずれも精神的な部分、あるいはホルモンなどの分泌と関わりの深い部分で取り入れやすいようですし、探してみると意外と身近にあったりもします。歯科医、獣医、薬局でも取り入れているところがありますので、アロマセラピー専門誌などでお調べになることをおすすめします。

Q メディカルアロマの店「パルマローザ」って？

２００４年、私は横浜桜木町に、念願だったメディカルアロマの店「パルマローザ」をオープンしました。亡くなった主人が遺した漢方の診療所の２つ隣のテナントに空きができたのです。お店には、診療所の院長である逸見桂子医師を顧問医としてお迎えしていました。彼女は日本アロマセラピー学会の認定医で、私にメディカルアロマの世界を教えてくれた人です。

漢方の診療所は保険医療機関なので、混合診療にならないよう、ぜひとも別のテナントにメディカルアロマを実現する店を作りたかったのです。診療所のほうで「相談料」を支払っていただき、その処方に合わせた精油などのブレンドを「パルマローザ」で作成し、販売するという形をとっています。ありがたいことに、学会認定の精油メーカー2社（ベルギーのプラナロム社と、フランスのフィトサンアローム社）の精油を販売できることになりました。いずれも厳しい品質管理のもと、本場ヨーロッパでも医療レベルで実際に使われているものです。医療行為の補助療法という位置づけではありますが、飲む漢方薬と、嗅いだり塗ったりするアロマセラピーの併用治療は、その相乗効果が顕著だと考えました。

現在、「パルマローザ」では、日本アロマセラピー学会認定精油、副産物であるハーブウォーター、精油を取り入れるための基材、医師や薬剤師によるブレンド品などの販売をしながら、高品質の精油類を使用したあらゆるトリートメントの施術、初心者からメディカルレベルまでのアロマセラピーの講習を行っています。

幸いなことに、私は漢方というホリスティック医療を行うドクターたちに囲まれておりますし、何よりも日本アロマセラピー学会認定医がそばにいるわけですから、私たちスタッフも何か疑問があればすぐに相談できます。クライアントも安心して来店してくださいます。

常にクライアントの声を反映しながらの展開をしてきたので、世の中で必要とされるもの、あるいは多くの人々の心と体に役立つものをあらゆる観点から集め、実践していることには自信があります。

ただ、どんなに考え抜いたアロマセラピーでも、万が一のことを考えて、あくまでも自己責任でお使いいただくことと、万が一の際の対処の仕方を説明した簡単な書類をすべてのクライアントにお渡ししています。また、お使いいただいて再度ご来店いただいたときには、必ず効能を感じられたかどうかをお聞かせくださるようお願いしています。それらは、臨床データをとることのできない私たちにとって、大変貴重な資料となっていくからです。

私たち自身も毎日が勉強です。でも、これはどのような仕事であっても同じだと思います。私の夫は生前よく「患者さんが医者を育ててくれるんだ。だから医者は患者さんに感謝しなくちゃいけない」と、繰り返し話していましたが、今はまさに自分がその立場にあるわけです。私はアロマセラピーインストラクターとして生徒さんにメディカルアロマを教えていますが、その背景にはたくさんのクライアントの協力があって成り立っているのです。

最初は険しい表情で辛そうに来店されたクライアントが、帰るころには何となく柔和な表情に変わっていくことが、どれほど私に力を与えてくださっているか、あらためてこの仕事のありがたさを痛感しています。

メディカルアロマとの出会い

自分のことを読者に話すのは、なかなか勇気のいることです。でも、今回このような内容の本を執筆するにあたり、医師でも看護師でもない人間の話をどこまで信じたらいいのか……と迷われる人も多いと思い、思いきって書いてみることにしました。

私自身はごく平均的なサラリーマン家庭のひとりっ子として育ちました。子供時代はどちらかというと身体が弱く、身体を丈夫にしたくて4歳からバレエを習っていました。結局、21歳まで続けていたので、私はバレエのお稽古場を掃除したり、衣装を縫ったり、健康管理のために料理を覚えたりしながら、花嫁修業を積んでいたような気がします。

14歳のとき、当時ミッションスクールに通っていた私は、マザー・テレサの本を読んで大変感銘を受けました。今でも彼女の言葉が私の人生の柱になっているといっても過言ではありません。特に印象的だったのは、マザー・テレサがインドのカルカッタに作った「死を待つ人々の家」でした。なんてネーミングだろうかと最初は思いましたが、私には想像もつかないほど貧しいカルカッタの餓死者たちを彼女はこの家に集め、その弱った体に自らの手で1さじずつスープを運んでいたのです。そして、その人の命の最期まで「あなたはこの世に必要とされた大切な人なんですよ」と声をかけながら看取っていきました。人々に忘れ去られ、自分なんかもう世の中に必要ないんだと絶望的な気持ちのまま亡くなっていく人々の魂を、マザー・テレサは1つひとつていねいに扱い、彼らに尽くしていったのです。彼女の生き方は、私に命の大切さ、人間の魂の根元的な救いというものを教えてくれました。今でも私にとって何よりも大切なものは、命です。だから自分と関わった人が少しでも幸せを感じてくれたら……というのが私の基本的な人間関係の姿勢です。もちろんうまくいかないこともたくさんありましたが、この気持ちを忘れたことはありません。クライアント1人ひとりに対しても、いつも、来てくださってありがとうという気持ちで接しています。

さて、そんなひとりっ子で女子校育ちの私も、縁あって23歳のとき、産婦人科医だった主人と結婚し、子供を3人授かりました。話が少し戻りますが、大学ではスペイン語科に所属し、スペインと日本の比較民俗学を研究していたので、教授の計らいで、子供が生まれた後も研究室に通わせていただき、学生の目からみた民俗学と、母親になってみる民俗学の大きな違いなどを感じながら論文を書いたものです。

多忙だった夫が産婦人科医を辞め、漢方の診療所の院長になると、小規模ながらも総務を務める人間が必要となりました。私にはまったく未知の世界でしたが、他にお願いできる人もなく、夫の休診日に子供たちの世話を夫に頼むという二人三脚の子育てをしながら、仕事に行くことになりました。

初めは経理や人事の仕事に追われ、診療所のスタッフたちの快適な就業環境を整えるのに精一杯でしたが、現場で患者さんと接するスタッフたちを見ているうちに、次第に患者さんのために自分にできることはないかと考えるようになったのです。

ところが、診療所が軌道に乗りだし、医療法人の認可を受けて、医師8人という規模の医療機関に発展した矢先に、夫が病に倒れました。病名は前立腺癌。まだ転移はしていませんでしたが、周りの組織に広がる浸潤という状態でした。幸い優秀な泌尿器科の先生の手術で一命を取り留め、それから5年余りにわたる癌との闘いの日々を過ごしました。

前立腺癌というのは比較的進行が遅い上、夫の場合、放射線治療が効果を発揮したこともあり、4年近くは周囲の人にも癌とは知られずに、夫は通常通りの生活をしながら、仕事も行っていました。ただ、命が限られたことを医師である本人はよくわかっていたので、子供たちをできるかぎりいろいろなところへ連れて行き、さまざまな経験をさせたものです。そしていよいよ放射線治療もホルモン療法も効果がないとわかった段階で、抗癌剤治療にかかりました。

放射線治療による体内組織の線維化、ホルモン療法の副作用によるむくみ、そしてそれが心臓にまで及んだために心不全も起こすという、まさに副作用だらけの身体で挑んだ抗癌剤療法……夫の身体はどんどん衰弱していきました。よく知られているように髪は抜け、食欲が落ちて痩せ細り、何よりもショックだったのは皮膚の色が健康な私たちとはまるで違う真っ白な色になってしまったこと。どうしてこんなに身体をいじめなければならないのだろうと、疑問を持ったのを覚えています。

死への恐怖と癌の痛みから夫の温厚な性格は抑揚の激しい性格になり、私も子育てと仕事と夫の看病で疲れ切っていきました。そして、これからの治療に関する話し合いをすると、生粋の科学者である医師の夫は化学療法に望みを捨てませんでした。ここまでくると、もう夫の人生は夫のものだから、気のすむようにさせるしかないと諦めたのを覚えていますす。あとはいかに穏やかに家族の愛情を感じながら終わらせてあげるかしかないと考えたのです。

今でも悔やまれるのは、あのとき、私がメディカルアロマにもっとしっかり取り組んでいたら、いろいろな面で役立つことがあったのではないかということです。たとえば、褥瘡……体重が20キロ近く落ち、痛みのためにほとんど寝返りのうてなかった夫の身体には、骨が見えるほどの褥瘡がいくつかできてしまいました。後にミルラという精油を使うと褥瘡が回復することが多いと聞いたとき、本当に悔しかったものです。

精神面でも、恐怖感を和らげたり、眠れるようになる作用の精油はたくさんありますし、清潔好きだった夫が入院中、自分の体臭に悩んでいたのを和らげる方法も精油からたくさん導き出せたのです。メディカルアロマによって、もしかすると夫もQ・O・L（クオリティ・オブ・ライフ）を重視したもっと人間らしい最期を迎えられたのではないかと、悔やまれてならないのです。

医療現場を経営する側と、治療を受ける側……その両方で10年近く過ごしてきた中で、ホリスティック療法の持つ社会的意味を痛感した私は、夫の死後、さまざまな雑事が落ち着いてからは、アロマセラピーの原理はもちろんのこと、医学的・化学的根拠に触れられる勉強を夢中でこなしてきました。もともと香水が大好きで、自分の気持ちが落ち着く香りをいつも探していたので、アロマセラピーの世界は非常に馴染みやすかったのです。

私が初めてメディカルアロマを実感したのは現・東洋診療所の院長、逸見桂子先生のおかげでした。彼女は日本アロマセラピー学会の認定医で、学会認定の精油の購入先を紹介してくださったので、私はいくつか自分なりに取り入れられそうな精油を少しずつ購入して、使い方を勉強していきました。

そんな私に劇的な効能を示したのが、ティートゥリーという精油でした。これはオーストラリアのアボリジニ族という先住民が万能薬として使用している、同国では大変ポピュラーな精油です。香りはツーンと強かったのですが、どことなく私には受け入れやすい香りだったので、すぐに成分表を調べながら、期待できるいろいろな作用を調べたのです。

先にもお話ししたように私は子供のころからどちらかというと身体が弱く、風邪もひきやすく、喘息持ちという状態で、家庭と仕事の両立で手一杯の状態が10年近く続いていました。特に子供のころからの喘息は、風邪をひけばもちろんのこと、ちょっと疲れたり、緊張しただけでも発作が起きてしまいます。

また、後から調べてわかったのですが、猫の毛のアレルギーもひどかったのです。幼いころから猫が大好きだったので、よく飼っていましたが、これがアレルゲンだったのですからたまりません。それがわかったときにも猫を飼っていたので、その世話をすると咳が止まらなくなり、必ず喘息の発作が起きました。それが嫌で医師から処方された薬を飲み、発作が起きたときのために吸入剤のスプレーは手放せませんでした。ところがこのスプレーが体質に合わないのか、吸入すると呼吸は楽になるのに、心臓の鼓動がやたらに早くなって、しまいには手が震え、頭痛が起きて、まったく動けない状態になってしまうのです。

そんな悩みを持っていた私にとって、ティートゥリーに含まれる免疫調整作用のある成分は大変魅力的でした。アレルギー体質はある種、免疫の異常から起こるのだから、それを調整してくれたらきっと違ってくるのではないかと、自分なりに解釈したのです。ティートゥリーの持つ殺菌作用や抗ウィルス作用（ウィルスの増殖を抑える作用）にも、風邪の症状の緩和などへの期待がありました。

そこでまず、毎晩就寝前にティートゥリーとラベンダーをディフューザーで香らせながら眠ったり、外出するときにはホホバオイルに溶いて胸に塗ってみたりしたのです。正直、半信半疑でした。でも始めて1週間ほどすると、喘息の発作が起きなくなってきました。効いているのかな……と思いつつ、今度は1週間ティートゥリーを使わない生活にしてみました。すると猫が擦り寄ってくると咳が出はじめ、冷たい冷気に触れると呼吸が苦しくなり、風邪もひいてしまいました。

そしてもう一度、芳香浴と塗布を始めてみると、風邪の症状が緩和し、喘息の発作はまったく起きなくなりました。やっぱり私の身体はティートゥリーが合っていると確信した次第です。それからは以前服用していた喘息用の薬は一切飲んでいません。吸入剤も一応は持っていますが、それを使う前にティートゥリーをティッシュに落として嗅いでいれば、発作が起きそうになっても食い止められるので、使わなくなりました。ちなみに使いはじめて4年経った今は、喘息とはまったく無縁です。

ところがこのティートゥリー、アレルギーがない人には「こんな臭いもの、よく使うわね」と言われてしまうのです。つまり身体が必要としていないから、ただの草の香りにしか感じないのでしょう。そんなこともわかってきました。

不思議な気もしましたが、これだけ顕著な結果を自分で実感すると、もっと深く知りたくなり、人にも伝えたくなるのが人情です。今度はメディカルアロマを本格的に、補助療法としてでもいいから、医療の現場に持ち込んでみたいという気持ちが湧いてきました。

そんなとき、経営していた診療所の2つ隣のテナントに空きができました。そこを借りることになり、化学成分表のついた化学的根拠の証明できる精油だけを扱う店を開店することができたのです。法律に抵触しないようにと、顧問会計士もあらゆる面から安全な販売方法を考えてくれ、診療所とは切り離した形での店舗ができ上がりました。

初めは医師のアロマセラピーの処方を扱うお店……と考えていたのですが、せっかく良い精油を扱っているのですから、販売も行うことにしました。思いのほか、アロマセラピーに興味のある人は多く、しかも量り売りを実施したことにより、お客さんのお財布に優しいお店……との評判がたち、少しずつ顧客が増えていきました。また、漢方治療の補助療法として、精油を使ってハンドマッサージトリートメントを行ったところ、そこから施術を望まれるお客さんも増えていきました。

そんなとき、たまたま来店したリフレクソロジーの専門家がスタッフとしての勤務を希望してくれ、良質な精油を使っての施術が可能になりました。さらに私自身がもっとキャリアアップを図るためにインストラクター試験に挑戦する勉強を始めたころ、精油の正しい使い方を教えてほしいという声が増えたので、独自の化学的根拠を明記したレジュメを作って講習会を開いてみたのです。これが思いのほか評判がよく、最初6種類の精油それぞれのクラスで暮らしに役立つクリームなどを作って持ち帰ってもらったところ、もっと深く勉強したいという生徒さんがどんどん増えていきました。こういった経験から、私はメディカルアロマを正しく広げていくことの社会的な必要性を痛感していったのです。

私の小さな自叙伝を通して、何故こんなにもメディカルアロマに没頭しているのかご理解いただけたら幸いです。将来は、安易に薬に頼る今の医療環境をもっと健康的なもの、自助努力に拠るものに変えていき、本当に医師の力の必要な方にこそ整った医療環境を提供できるような世の中にしていくための道具の1つとして、正しいメディカルアロマを普及していきたいと考えています。

第2章
実践！ メディカルアロマ

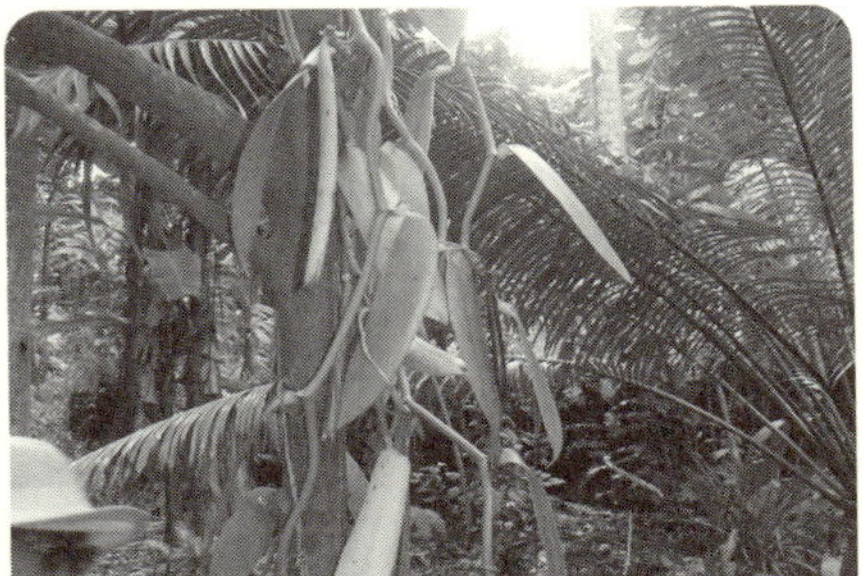

バニラ

私のここまでの話で、皆さんもメディカルアロマを試してみようと思われたらうれしいのですが……。もし試そうと思われたら、まず自分の身近なところから実行してみましょう。もしすでに精油をお持ちでしたら、まずそれを使いこなしてみるのもいいでしょうし、何か健康上、あるいは美容上の悩みがあったら、そこから出発するのもいいと思います。とにかくアロマセラピーは実践してみなければ、その面白さも効能も体験することができないからです。

アロマセラピーを始めるにあたって、気をつけていただきたいことがいくつかあります。いくら自然の産物とはいっても、すべて安全ではありません。そこをまずしっかり理解してから始めれば、失敗は少ないと思います。

まずはメディカルアロマに必要なものを揃えましょう

1．精油の選び方

まずアロマセラピーに使う精油の選び方からご紹介します。今は多くのメーカーから発売されているため、自分の購入した精油が本当に使って大丈夫なものかどうか、不安に思ってご相談にみえる方が多いからです。

①天然成分100%であること

すでにお話ししたように、精油の成分はすべて解明されているわけではなく、だからこそ微量でも重要な役割を果たしている成分が多く入っています。ですから人工的に成分を変えているものはトラブルを引き起こす可能性が高いのです。必ず天然成分100%であることを明記している精油をお使いください。そうでない精油であれば、トイレや玄関の芳香剤程度の使用にとどめましょう。間違っても皮膚に塗るようなことはなさらないでください。

② 産地が明記されていること

精油の元となっている植物は、生産された土壌によってかなり成分が影響を受けます。また、国により品質管理もしっかりしていたりずさんだったり、さまざまです。ヨーロッパやオーストラリアで生産される精油は比較的しっかり管理されていますが、アジアの国のものは注意が必要です。

③ 有機農法の表示があること

残念ながら、ここにこだわりだすと、精油を探すのがちょっと難しくなるかもしれません。日本では精油を飲用することは少ないので、それほどこだわらないメーカーが多いからです。けれども香りとして吸入したり皮膚に塗ったりして体内に入れるわけですから、こだわって当然と私は考えています。また、有機農法の規準も国によって異なることもあり、農薬検出のチェックを行っているものがあれば理想的です。

④ 植物の学名が明記されているもの

学名は世界共通ですので、もっとも簡単な見分け方です。

⑤精油の抽出部位、製造方法が明記されていること

精油は植物の全体に含まれているものではありません。ですから精油の含まれない部分を使って抽出しても成分的には何も意味がなくなります。それから同じ植物でも、部位によって成分も呼び方も異なる数種類の精油が存在する場合があります。たとえば、オレンジ・ビターという植物は、学名はCitrus aurantiumですが、抽出する部位によって精油の呼び名が変わり、果皮なら「オレンジ・ビター」、花なら「ネロリ」、枝葉なら「プチグレン」と呼ばれ、香りも成分も異なり、使い方も異なってきます。

⑥安全な使い方などが説明されているもの

書面で添付されているのがベストですが、販売員がきちんと説明してくれるお店のものであれば大丈夫でしょう。日本では精油の飲用や直接肌に塗ることを禁じた説明書きが一般的です。

⑦精油の種類によって値段が異なるもの

精油の値段は採油率により異なります。つまり少量の植物でたくさん生産されるものは安く、大量の植物を使ったり、手間がかかったりする精油は当然、値段が高くなり

ます。ですからどの精油も同じ値段で販売しようとすれば、人工的な手を加えて濃度を変え、調整するしかありません。当然、天然成分100%であるはずがありません。

2. ケモタイプ精油について

精油の名称を見ると「ラベンダー」「ローズマリー」「タイム」とシンプルに書いてある商品と、「ラベンダー・アングスティフォリア」「ローズマリー・シネオール」「タイム・リナロール」などと長い名称で何種類かに分かれて書かれている場合とがあります。こういった名称の長いものは精油名の後に成分名が書かれている場合が多く、こういった精油をケモタイプと呼んでいます。

ケモタイプのものは精油の成分が産地などによって異なり、ある成分が抜きん出て多かったり、その精油にしか含まれていない成分を名称につけたりします。ケモタイプ精油はたいてい成分表がロット毎についているものがほとんどで、メディカルアロマでは基本的にケモタイプ精油を使います。

たとえば「ローズマリー・シネオール」はもっとも一般的に出回っているローズマリーですが、酸化物の1,8シネオールという成分が多く、殺菌作用の強いものだといわれています。それに比べて「ローズマリー・カンファー」は、ケトン類のカンファーという成分が多くて、筋肉を和らげる作用があり、「ローズマリー・ベルベノン」はベルベノンという特殊な成分が入っていて、肝機能の代謝を高める作用があるといわれています。香りは、シネオールがツーンとした感じ、カンファーはスーッとした感じ、ベルベノンは柔らかい感じがします。

もちろんこういった特徴や作用は1つだけでなく、いろいろと組み合わさっている場合が多いので、使い分けの参考にするわけです。

3．精油の危険性

精油の持つ危険性についても知っておかなければなりません。精油の中には成分構成上、人体にとってよくない作用をするものもあります。もっとも有名なのは柑橘系（シトラス系）の精油成分に多い光毒性で、紫外線に当たるとシミになったり、かぶれたりすることがあるものです。柑橘系精油には感作というピリピリした皮膚刺激作用も多くみられます。

次に気をつけなければいけないのは、神経系に強い作用を示すものです。ケトン類という成分が特にこれに当てはまり、この成分を含んだ精油を使う場合には、使う量や時間を控えめにします。

また、妊娠している方に流産を引き起こす可能性のある精油も多いので注意が必要です。リラックスの代名詞のようにいわれているラベンダーにも、「通経作用」といって月経を起こさせる作用があるので、妊娠初期の方は流産してしまうおそれもあります。

このほかにも使用の際、気をつけなければならない成分や作用は意外に多くありますから、購入の際によく聞いておくこと。それでも心配であれば、専門家に尋ねることが大切です。

4．精油の使用期限

最後に精油の使用期限についてお話しします。一般的には、果皮を絞ってエッセンスを取り出している柑橘系精油は開封してから6カ月以内、それ以外は1年以内に使い切ることが安全な使い方です。精油には酸化しやすい性質があり、化学変化をすると人体に影響がある場合が多いのです。もちろん品質管理の厳しいメーカーのものであれば、もっと長く使用可能な精油も多々あります。

精油を劣化させてしまう要因が3つあるので、覚えておくといいでしょう。それは大きく分けて次の3つです。

・熱……精油は冷暗所に保存します。冷蔵庫などに保管するのも一案ですが、他の食べ物の香りが移ったり、中には固まってしまうものもあるので、そこまでこだわらなくても大丈夫です。

・光……特に紫外線は精油を劣化させます。遮光瓶に入れられて販売されているのはそのためです。

・酸素…精油は酸素と結びつきやすい性質があります。ふたを開けて必要量出したら、すぐにふたをきちんと閉める習慣をつけるといいでしょう。

以上がメディカルアロマセラピーを行う上での精油の扱いの注意点です。保存料などが混入されていないものなので、使いはじめたら保管には十分な注意が必要です。少しでもいつもと匂いが違うと感じた場合には、専門家にご相談なさることをおすすめします。

5．精油以外で使用するもの

先にお話ししたキャリアオイルという植物油をはじめ、精油を身体に取り入れる際に必要なものがいくつかあります。

精製水……アロマポットで精油成分を空気中に香らせたり、精油を使って化粧品を作る際、精油を水分と混ぜ合わせるときは必ず純粋な水である精製水を使います。ミネラルウォーターでも使用可能な成分のものもありますが、見分けが難しいので精製水を使うのが安全です。

無水エタノール……精油を用いて化粧水やトニックを作ったり、ルームスプレーやオーデコロンを作るのに使います。精油には親油性があって、油やアルコールには溶けますが、どんなに温度が高くても水には溶け込みません。ですからいったんアルコールである無水エタノールに成分を溶かし込んでから、精製水を加えると、水の中にも精油成分が溶け込んでいくわけです。無水エタノールは９９・９％がエタノールの純粋なもので、消毒用エタノール（70％エタノール＋H_2O）ではまったく役に立たないので、購入の際に注意が必要です。また、わざわざ購入しなくても、お酒のウォッカはアルコール濃度が高いので、無水エタノールの代わりに使うアロマセラピストもいます。

キャリアオイル……これも天然成分１００％であることにこだわるのは精油と同じです。ただ、ホホバオイルなどは未精製のものだと香りがきつく、使いにくい場合が多いので、精製されたもののほうが使いやすいでしょう。でも本当に効能などにこだわるメーカーでは、精製をまったくの透明状態になる前にわざと止めたほうが成分がいい状態を保つという理由で、色のついたものも発売しています。一般的には木の実を絞って取り出すものがほとんどですが、「浸出油」と呼ばれるものをキャリアオイルとして使う場合もあります。これはオリーブオイルなどに花などを数カ月漬け込んでその成分を吸収させ抽出するキャリアオイルです。漬け込む間に日光に当ててより効能の高いオイルを抽出するなど、こだわって作られるものが多く、精油を加えずにこれだけで使う場合もあります。たいていは独特な色や香りがあったり、成分的には素晴らしくても保存が難しいものが多く、手間のかかる分、値段も高めです。肌のアンチエイジング（老化防止）にいいといわれている月見草オイル（イブニングプリムローズオイル）などが、これに当てはまります。

基材《きざい》……今までご紹介したものも基材の中に含まれますが、基本的に精油の成分がよく溶け込み、無臭のもので、化粧品や治療用クリームなどを作るのに使われるものです。みつろう、シアバターなどの植物性バター、乳化剤、ジェルなども開発されて、メディカルアロマセラピーを実践する上で、高い効果の得られるものがたくさん出てきました。これらは精油を扱う、いわゆるアロマセラピーショップなら、いろいろと取り揃えてありますので、探してみるのも楽しいでしょう。

実際にアロマセラピーを行ってみましょう!

注意事項を十分理解いただいたうえで、必要な精油などの用意ができたら、さっそく実際にアロマセラピーを行ってみましょう。ただ、どんなに安全といわれる精油でも、アレルギーのある方がいるので、初めて皮膚などに塗る前には、パッチテストを行うことをおすすめします。精油をキャリアオイルで希釈したものを二の腕の内側に少し塗り、約12時間(理想は48時間)様子を見て、発疹、発赤、かゆみ、水疱、刺激などの異常がなければ大丈夫でしょう。

1. 芳香浴

精油には揮発性という性質があります。普通の植物油との決定的な違いは、ティッシュなどに落としてみるとよくわかります。植物油はいつまでも染み込んでいますが、精油は蒸発していきます。それは精油は有機化合物なので、揮発するとその成分が空気中に拡散していくからです。この性質を利用したのが芳香浴といわれる方法です。

一番簡単なのは、ティッシュやハンカチ、コットンなどに1～2滴落としておく方法です。香り成分は自然に蒸発し、良い香りがあたりに漂うので、それを呼吸とともに吸い込みます。眠りに誘う成分の精油をこのようにして枕元に置いて寝ると、ぐっすりと眠ることができるでしょう。

次に、最近よく見かけるアロマポットを使う方法があります。アロマポットにはキャンドルを使うものと、電源などに差し込むものが一般に出回っていますが、いずれも上部に小さなお皿がついていて、そこに水を入れて精油を数滴垂らし、蒸気にのせて漂わせます。ただ、注意していただきたいのは、水は必ず精製水を使うこと。不純物の混じった水道水などを使用すると、精油の成分が変化したり、不純物が空中に漂ったりして、気分が悪くなることがあるからです。

また、精油は引火性がありますので、キャンドル式の場合は特に、沸騰して精油入りの水が噴きこぼれないように注意が必要です。

ほかにはディフューザーを使う方法もあります。さまざまなものが出回っていますが、使用法をよく説明書で確認し、精油成分がしっかりと空中に散布されるよう気をつけて使ってください。

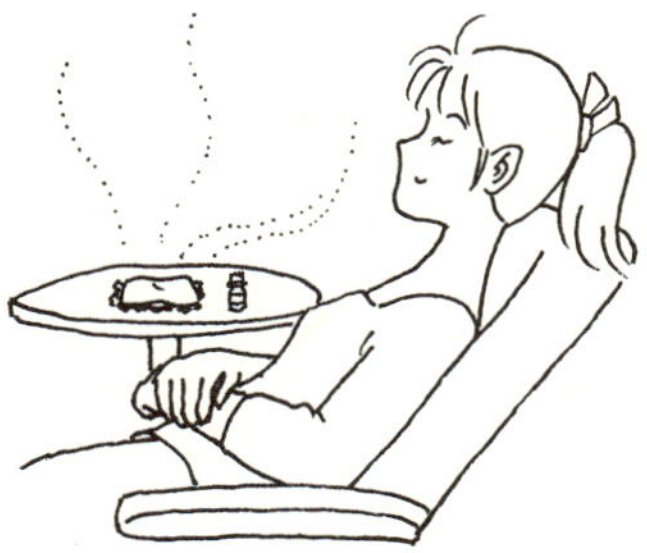

2. アロマバス

精油をお風呂などに入れて香りを楽しんだり、皮膚の毛穴から体内に成分を取り込む方法です。入浴は保温、水圧などマッサージに似た効果を身体にもたらすので、そこに精油を使うのはとても効能が期待できるのです。けれども精油はどんなに熱くても水には溶けないので、そのままではお湯に浮いてしまいます。いったんウォッカのようなアルコール度数の高いものに溶かしたり、無水エタノールで溶いたり、ときには粉ミルクに溶いたりしてからお湯に加えるほうが、成分がお湯全体に行き渡ります。今は乳化剤も発売されているので、とても便利です。

お湯の温度は、リラックスしたいときには38～40度のぬるめのお湯に、10～15分浸かるのがいいとされています。逆に目をさましたいときには40～42度の熱めのお湯にさっと5～6分浸かるのがいいでしょう。精油はバスタブいっぱいのお湯なら5滴以下が安全とされています。また、一般的に柑橘系の精油はその成分上、感作という刺激を起こすことが多いので、アロマバスにはあまり向かないといえます。

全身浴以外に、部分浴という方法もとても気持ちがよく、手軽です。とくに足浴（フッ

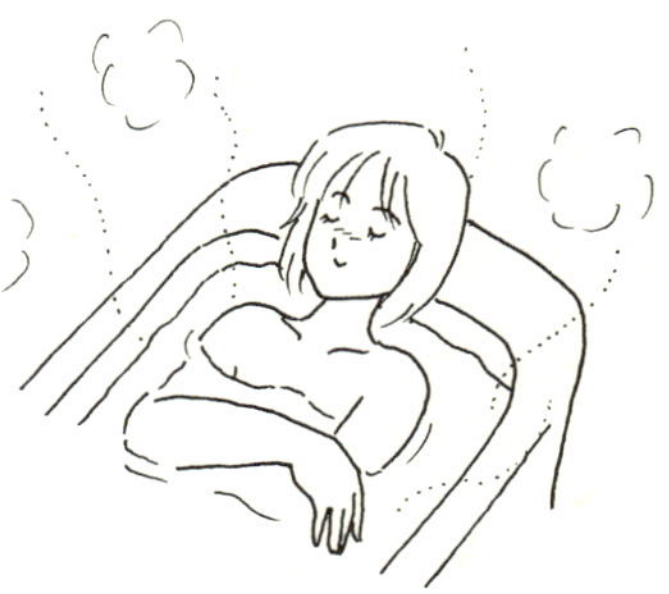

トバス）は心臓から一番遠く、重力のため血液中の老廃物の戻りの悪い足先から足首を、熱めの40～42度のお湯に10分ほど浸けて、血行を良くする方法です。下半身のむくみや冷えなどの症状を緩和するといわれています。冬などにはお湯の温度が下がったら、いったん足を出して、熱めのお湯を足して（差し湯といいます）温度を調節します。

逆に上半身の辛い症状を緩和する方法としては、手浴（ハンドバス）があります。足浴と同じ要領で、洗面器などにお湯を張り、手首までを浸けます。なお、部分浴に使う精油の量は、3滴以下が安全です。

3. 吸入法

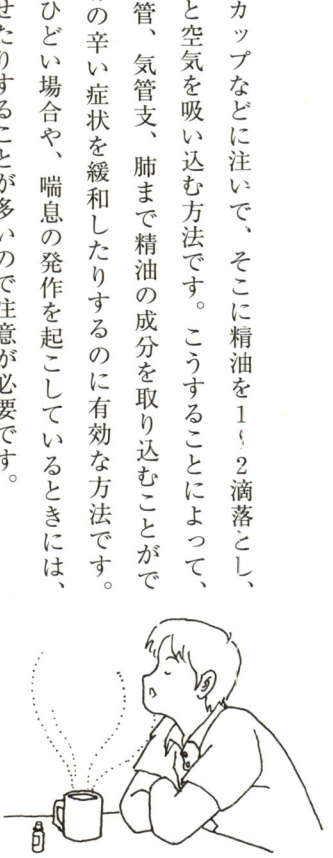

熱いお湯をカップなどに注いで、そこに精油を1～2滴落とし、文字通りぐっと空気を吸い込む方法です。こうすることによって、鼻腔や喉、気管、気管支、肺まで精油の成分を取り込むことができます。風邪の辛い症状を緩和したりするのに有効な方法です。ただし、咳がひどい場合や、喘息の発作を起こしているときには、症状を悪化させたりすることが多いので注意が必要です。

4. マッサージによるトリートメント

キャリアオイルで精油を希釈し、身体の辛い部分や足、手、背中、腹部、腰などに塗ってマッサージしながら、皮膚から浸透させる方法です。キャリアオイルの「キャリア」には「運ぶ」という意味があり、精油の成分を十分に溶かし込み、皮膚の毛穴から浸透させる働きがあります。単に擦り込むのではなく、リンパや血液の流れに沿って擦り込むと、より効果が感じられます。できればプロのアロマセラピストなどに、単発の講習などで教えてもらうといいでしょう。

精油の濃度は1％以下が安全とされています。精油は1滴が0・05mlなので、キャリアオイル5mlに1滴を目安にするといいでしょう。保存料が入っていないので、キャリアオイルと精油のブレンドは、できるだけその都度行うのが基本です。もし余ってしまったら、遮光瓶に入れて冷暗所に保管し、早めに使い切りましょう。

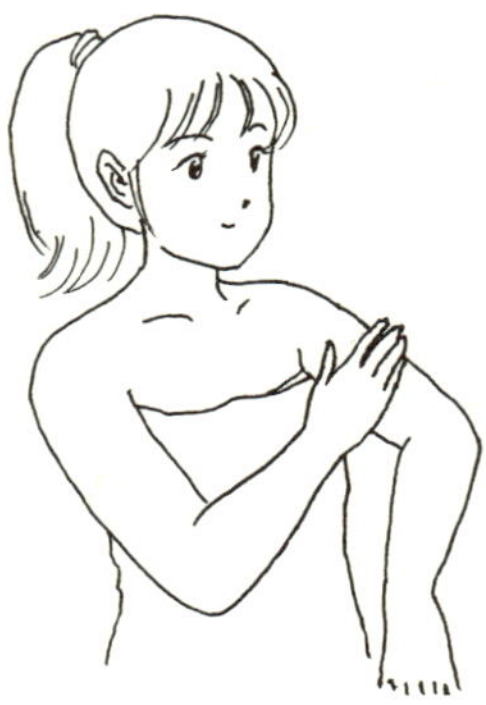

5. うがいに使う

これは使える精油がティートゥリー程度に限られますが、とても有効な風邪予防になります。喉がヒリヒリするときなど、10mlほどの水に1～2滴の精油を落として、ていねいにうがいをすると、うそのように楽になります。

6. 掃除に使う

殺菌作用のある精油をバケツの水に1～2滴落として雑巾を浸し、水拭きに使うと、とても清潔になります。また、洗った雑巾を精油を垂らした水にしばらく浸けておけば、夏でも1日臭いません。また、オレンジの精油には油を溶かすリモネンという成分が入っているので、台所、トイレ、お風呂場など、油のつきやすい所に使うと、さっぱりとさせることができます。ガムやシールをはがすときにも、少量の精油を使って拭くときれいに取ること

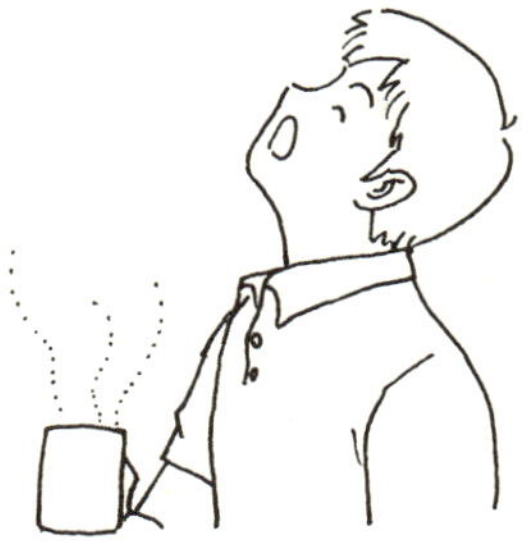

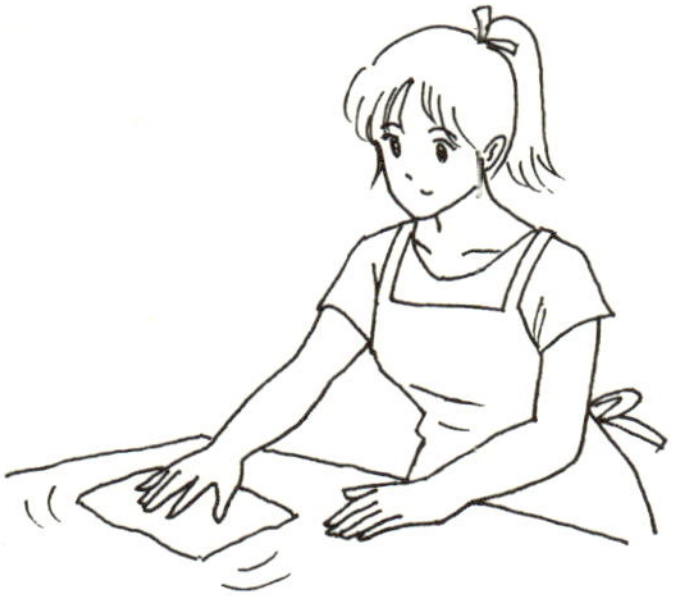

ができます。

7．有害動物の解毒に使う

天然成分１００％の精油であれば、ラベンダー（特に真性ラベンダー）は少量を直接肌に塗ることができます。見知らぬ土地で毒虫に刺されたり、海でクラゲに刺されたりしたときに、すぐに擦り込むと、解毒作用が期待できます。このほかに、ラベンダーは火傷の治療にも効果的といわれ、鎮静作用によりヒリヒリ感を抑え、殺菌作用により傷の化膿を防ぎ、瘢痕形成作用により、痕を残さないことが多いのです。日焼けのアフターケアにも効果があるといわれています。

以上が基本的なアロマセラピーの実践方法です。

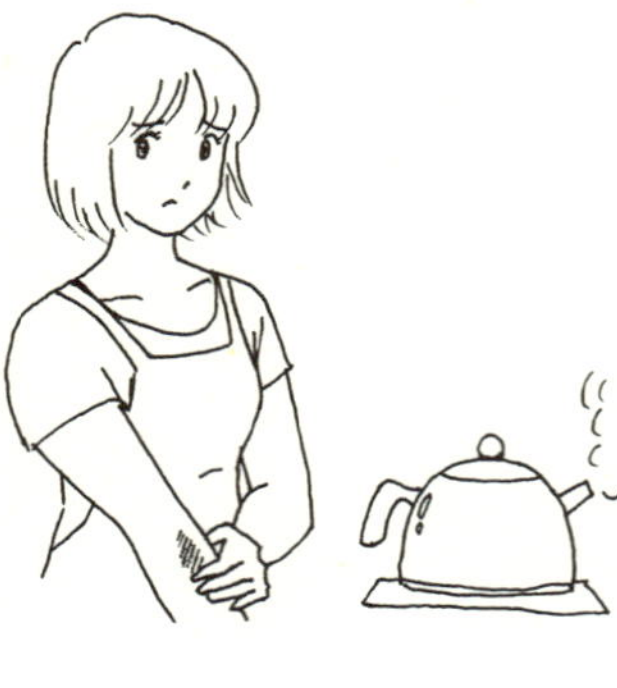

第3章
症例別　メディカルアロマの実践法

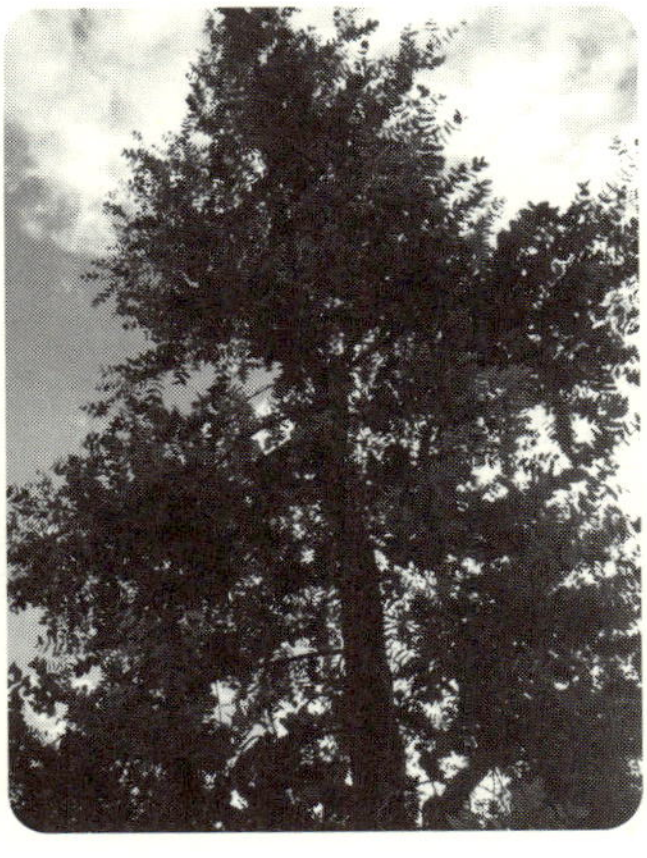

クリプトメリア

これまでに実践方法の基本をお話ししてきましたが、それでは実際にはどのような精油を選んだらいいのか、いくつかの代表的な例を挙げて、お話ししていきましょう。

肩こり、頭痛の辛いとき

いずれもさまざまな要因により、血管の一部が狭くなって鬱滞を起こしている場合が多い症状です。冷えによる血管収縮はもちろんのこと、緊張（ストレス）により交感神経が優位になっているときにも、末梢血管が緊張して狭くなりやすくなります。そこに流れ込んだ血液が行き場を失って滞留し、血管を膨らませるので、血管を取り巻いている神経を圧迫して痛みを生じることが多いと考えられます。

そのような場合、痛みを取るためにはまず、血液の流れをスムーズにして、血管の膨張を改善し、元の太さに戻して神経への圧迫をなくせば、痛みは緩和されていくと考えられます。

狭くなった血管を拡張する働きがあるとされる成分は、ケトン類、ラクトン類が挙げられます。これらは血管に刺激を与えて、血流を促す作用があるといわれています。また、リラクゼーション効果のある酢酸リナリルやリナロールを含む精油を併用すれば、副交感神経が優位になる作用があるため、末梢血管の収縮が緩和されることが期待できます。

レシピの例を挙げれば、ケトン類を含む精油であるペパーミントやローズマリー・シネオール（またはローズマリー・カンファー）に、酢酸リナリルやリナロールを多く含む真性ラベンダーや、ネロリ、メリッサ（レモンバーム）などの中から自分が一番リラックスできる香りを選んでブレンドするといいでしょう。これらをキャリアオイルのホホバオイルやスィートアーモンドオイルで希釈して、辛い箇所に擦り込みます。

頭痛の場合は、こめかみや後頭部の髪の毛の生え際など直接痛む箇所にていねいにマッサージしながら少量を擦り込んでいくのがコツです。肩こりの場合は、重量のある頭を細い首の筋肉で支えるために鬱血しやすい後頭部の髪の生え際にまず擦り込みます。それから首筋に下ろしていき、さらに肩のほうに擦り込んでいくと、鬱血のある箇所に効果的に血流を流し込むことができ、早く楽になると考えられます。濃度は1％を守るのが安全ですが、もっと濃度を上げたいと思う方は、専門家に相談してみてください。

ちなみに、パソコンの長時間使用などからくる目の疲れ、いわゆるテクノストレスには、カモマイルウォーターとい

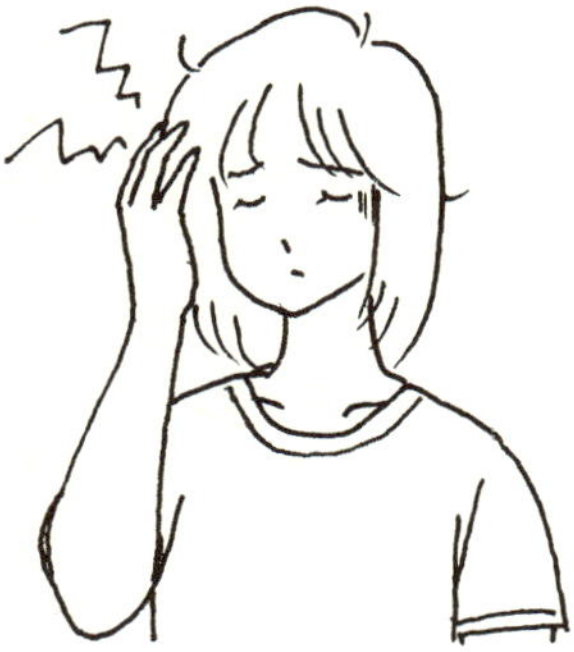

うカモマイル精油の副産物のハーブウォーターをコットンに含ませて目の上に乗せて数分おくと、目の疲れが緩和されて楽になります。カモマイルは比較的肌にも優しく、穏やかな作用のある植物で、やはり副交感神経を優位にする作用があるとされますから、疲れで収縮した目の周りの血管を拡張し、視神経を休める働きがあると考えられています。ただし、カモマイルはキク科の植物ですので、キク科の植物にアレルギーのある方は注意が必要です。

風邪予防あるいは風邪をひいてしまったとき

風邪ほどありふれていながら、根本的な治療の難しい疾患もありません。基本的には風邪のウィルスが引き起こすのは皆さんご存知のことでしょう。ウィルスは細菌よりもずっと小さく、乾燥した空気の中ではどんどん飛散していきます。そして、人間の体内に入ると爆発的な速度で増殖していくのです。人間の平熱くらいの温度が一番増殖しやすい生き物といえるでしょう。

風邪薬というのはほとんどが対症療法、つまり症状の緩和にしか効果がないのが実情です。鼻水を止める、喉の痛みを抑える、熱を下げるなど……。原因であるウィルスに対してはどう作用するのかといえば、さまざまな症状を緩和させながら、かかった人間の免疫力の回復を待ち、熱などによりウィルスを退治させようとするものがほとんどです（ウィルスは熱に弱く、38～39度でほとんどが死滅するといわれています）。

そこでおすすめしたいのが、抗ウィルス作用を含む精油の使用です。抗ウィルス作用とは、文字通りウィルスの増殖を抑えるという意味で、いろいろな精油に含まれているものです。同時に抗菌・殺菌作用のある成分を含んでいる場合も多いです。アルコール類やオキサイド類に多く、特におすすめの精油は、ユーカリ、ティートゥリー、ローズマリー、ラベンサラ、タイム、シナモンなどです。どれも個性的な香りを持っていますが、どうしても気に入らなければ、ラベンダーやペパーミントをブレンドすると、香りが和らぎます。

これらの精油を、芳香浴ならティッシュなどに含ませて部屋に置いたり、直接香りを嗅いだり、胸のポケットに入れておくと、それらの成分が呼吸するたびに体内に入ります。キャリアオイルで希釈し、胸や背中に塗れば皮膚に浸透し、毛細血管から入り込んで、体内のウィルスに働きかけることが期待されます。空気の乾燥した人混みやデパート、映画館などには、細菌やウィルスが無数に存在しているので、出かける前にポケットやバッグに精油を染み込ませたものを忍ばせておいたり、ブレンドオイルを胸に塗って出かけたりすることで、風邪のウィルスの体内への侵入を阻止することができると考えられます。また、風邪をひいた後でも、風邪薬の服用とともに芳香浴やブレンドオイルの塗布を行うと回復が早まる場合が多いようです。

ただし、ユーカリとローズマリーは目を冴えさせる働きがあるので、就寝前は避けたほうがいいでしょう。免疫力を高めるためには何といっても休養が一番。精油の使用によって睡眠が妨げられてしまったら、元も子もありません。

また、家族に風邪をひいている人がいるときは、一緒に暮らす人間は飛沫感染の危機にさらされることになります。こんなときは、ティートゥリーやユーカリ（ただしユーカリ・レモンは除く）を無水エタノール1に対して精製水9、精油濃度は1％の割合で作るルームスプレーにして空中散布しておくと、他の家族にうつりにくくなります。溶液を作るときは、必ず無水エタノールに精油を溶かしてから精製水を加えるようにしてください。順番を間違えると、精油の成分が十分に溶け込まないおそれがあるからです。

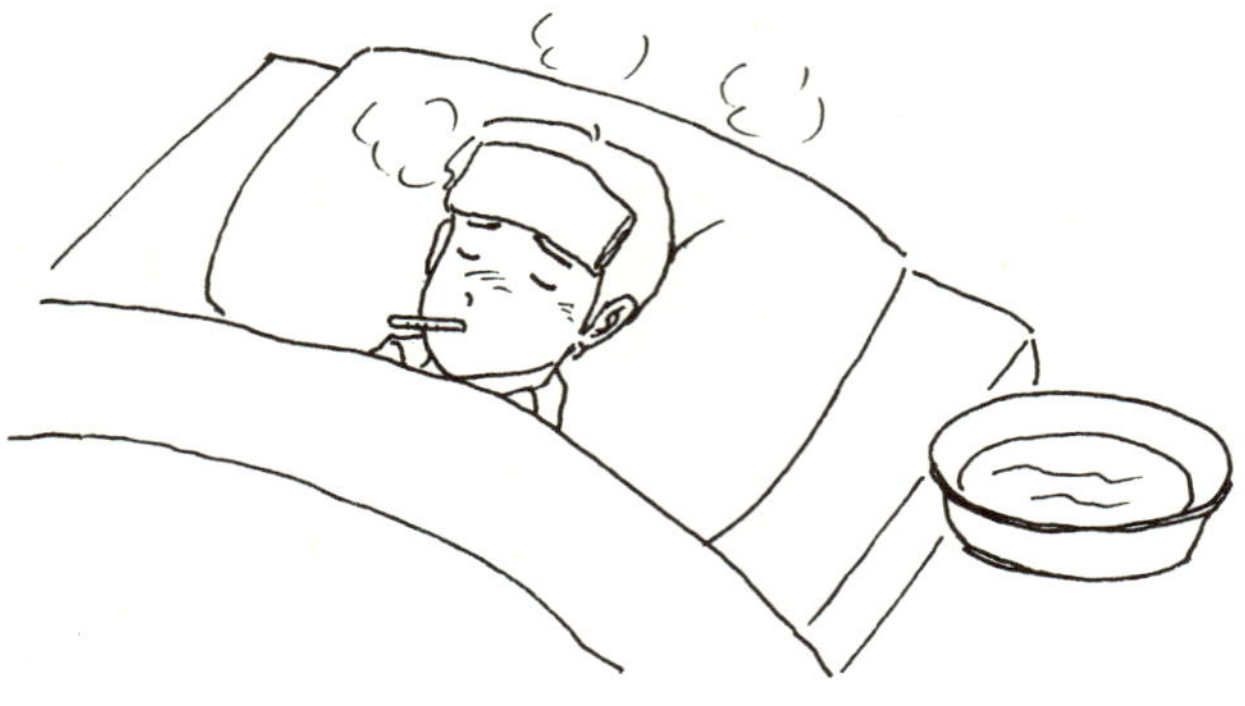

高血圧気味の方に

ＷＨＯ（世界保健機関）によると、現在、高血圧の基準は最高血圧が１３５mmHg、最低血圧が90mmHg以上の場合を指すそうです。別名サイレント・キラー。あらゆる生活習慣病の引き金になり、最悪のケースでは血管を破裂させ、死に至らしめてしまう危険性もあるために、この名がつきました。

ところが、やっかいなことに、高血圧の人の9割近くは、これといった原因が不明の、〝本態性高血圧〟であることがほとんどです。もちろん、性格的に緊張しやすく、交感神経がどうしても優位になりがちだったり、年齢とともに老化する血管の弾力性の低下で動脈硬化が進んでいたり、長期の食生活や生活習慣から血管壁に脂肪が付着して血管が細くなり、そのことで血管壁への圧力が強くなっていたりと、改善しようにもなかなか難しい問題を抱えた人が多いのが実情です。

そんな人にこそおすすめしたいのが、メディカルアロマです。メディカルアロマには、副交感神経を優位にし、末梢血管を拡張させることで血管壁への圧力を下げるように働きかけたり、

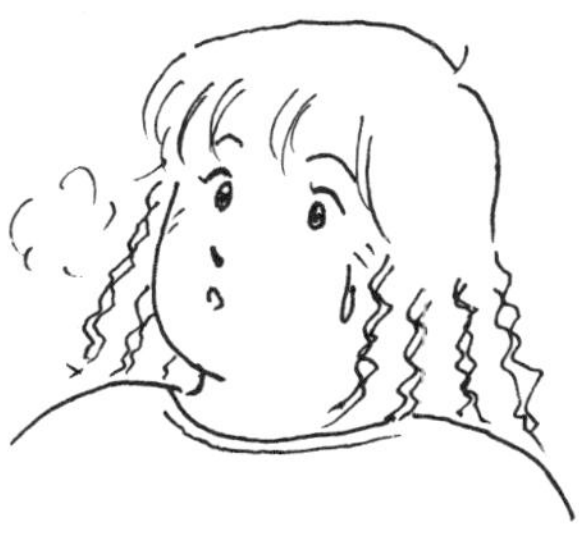

血管壁に付着した脂肪を取り除いたり、細胞に酸素を行き渡らせて活性化させ、血管の弾力性の低下を遅らせたり、といったさまざまな作用があるからです。

血圧降下作用を効果的に得るためには、今までにもお話ししたようにラベンダーなどの中から好みの精油を選び、血管壁に付着した脂肪などを溶解する作用があるといわれるリモネンの含まれる柑橘系の精油をブレンドすることをおすすめします（私の経験ではイランイランが血圧を下げる作用がよく現れる気がします）。また、血液の流れを促すローズマリーをごく少量使うこともあります。これらの精油をキャリアオイルで希釈し、静脈の見える箇所（手首、足のくるぶしのあたりなど）に塗布して静脈に早く浸透させる方法をとり、しばらく様子を見るのです。ただし、ローズマリーに含まれるケトン類を大量に使うと、かえって神経を刺激しすぎて血圧を上げてしまうこともあるので、血圧が高めの人や、高齢の方は使用しないでください。

もちろん、生活習慣が大きく関わるものだけに、塩分の摂りすぎを避け、適度な運動をして体内の血液循環や代謝を上げていくことも大切です。ただし無理や焦りは禁物。せっかちな性格の方はすぐに効果が現れる西洋薬に頼りがちですが、過度の使用で依存症になり、恐ろしくなってしまって相談にみえるクライアントが後を絶ちません。すぐに効果が必要な疾患なら別ですが、長い間に進んできた症状は、気長に緩和していく療法のほうが揺り戻しが起こらず、最終的には良い結果が得られることが多いと現場では感じています。

鬱あるいは鬱症状の方に

最近大変多いのが、この症状の相談です。鬱は性格や環境的要因により、誰もがかかる可能性のある「心の風邪」なのです。ただ、日本人は鬱というと「躁鬱病」などの精神疾患を連想してしまい、症状が現れてもなかなか認めたがらない人が多いものです。

ではどのような変化が見られたら鬱を疑うべきなのか、ちょっと書いてみましょう。

まずは気力の低下です。以前なら頑張れたのにどうもやる気になれない……年齢を重ねて体力気力が落ちてくると、ある程度は誰もが感じることですが、鬱の場合はそれが突然、極端に現れてきます。

そのほかにも、集中力が落ちてつまらないミスをしがちになる。

あるいは食欲が異常に減る……または異常に増す（体重の変化も現れます）。

不眠も見逃せないサインです。寝つきにくくなることもありますが、早朝覚醒といって、やたらに早く目が覚めてしまい、その後なかなか眠れず、寝不足に陥ってしまう。

わけもなく突然悲しくなる……あるいは心が虚ろになって涙が止まらない。

これらの症状が重くなってくると、身体がまったく動かなくなったりすることもあります。

重度になれば自殺願望が現れてきます。自分を消してしまいたいとわけもなく考えるようになります。

日本の社会では、このような症状が現れても、周囲の人には「怠け癖が出た」くらいにしか見えません。当人もそう考えてしまうことが多く、よけいに自分を追いつめて症状を重くしていくことが多いのです。

これらの症状に心当たりがあったら、ひょっとしたら鬱かもしれないと考えて、自分を甘やかしてみることがまず必要です。

とはいってもなかなかできないですよね。

ならば、せめて好きな香りを部屋に漂わせてリラックスすることから始めてみましょう。

また、最近の研究では、エステル類を含む精油は自律神経に働きかけるので、鬱にはよいとする報告も上がっています。

事実、2003年に京都府立大学医学部付属病院で鬱病患者の治療に精油を取り入れたところ、約7割の患者に、抗鬱剤だけの治療よりも早い治癒がみられたという報告が、先日新聞に載っていました。

鬱の仕組みの研究はいまだ途上にあり、はっきり解明されているわけではありませんが、現在もっとも有力な説にしたがえば、セロトニンとノルアドレナリンという脳内化学物質が神経細胞にうまく伝達できなくなる、あるいは、脳内から出なくなるために起こると考えられています。

特にセロトニンは別名「幸福ホルモン」とも呼ばれ、人間の気持ちのコントロールには欠かせない化学物質なのです。

たとえば、どんな人でも、何か落ち込むことが起こっても、たいていのことは時間が解決してくれるということを、経験からわかっているでしょう。

これは、気持ちが落ち込むと脳内にセロトニンが大量に分泌され、神経細胞のシナプスというつなぎ目を通して脳内全体に伝達させることで、気持ちの落ち込んだ状態を少しずつ引き上げていってくれるからなのです。

鬱になると、この伝達が上手くいかなくなるといわれているのです。一説にはつなぎ目であるシナプスの受容体（レセプター）がストレスなどの要因で目詰まりを起こし、セロトニンを受けつけなくなってしまうので、伝達がストップして

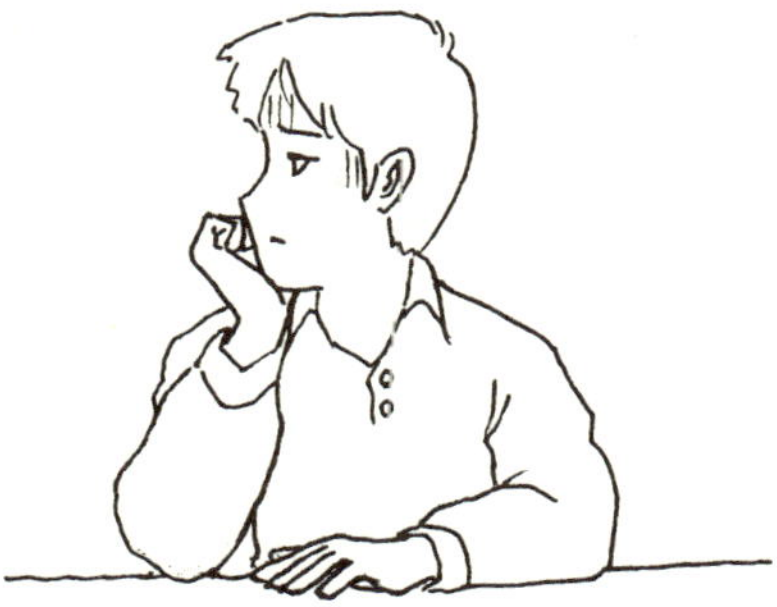

しまうとのこと。そうすると落ち込んだ気持ちがそのまま元に戻らないので、先に述べたような症状が起こってくるというわけです。

京都府立大学医学部付属病院で使用された精油は、柑橘類の果皮を絞って取り出されたエッセンスでした。柑橘系の精油は香りが良く、多くの有名な香水のトップノートとしても調合されています。

この精油の成分が、シナプスの受容体の詰まりを取り除くのに一役買っているというのが今では有力な説になっています。また、実際に私が医療の現場で見ていても、ベルガモットなどで鬱が回復していくクライアントはたくさんいらっしゃいます。

もう1つ、元気を出してくれるものとしてはペパーミントもいいと思われます。

不眠に悩む場合には、後述の「不眠」の項を参考にしてみてください。

鬱のときは何といっても芳香浴が効果的です。ティッシュに含ませて匂いを嗅いだり、香水にして付けたりして気分を変えたり、リラックスしてみてください。

アレルギー

アレルギー症状に悩む人が4人に1人もいるといわれる現代。もはや国民病の1つといってもいいでしょう。この症状のやっかいなところは、1人ひとりの原因が異なること、また、免疫機構という、人体にとっては欠かせない機能が原因となっているだけに、取り除くことが大変困難なところにあります。

人間の免疫機構は大変複雑なものですが、知れば知るほど本当によく出来た仕組みといえます。その仕組みをわかりやすく簡潔に説明するのはかなり難しいので、ここでは、アロマセラピーのアレルギー症状に対する取り組みの基本となる考え方をお話しします。

人間の免疫機構の主役は血液中の白血球とリンパ液です。白血球の中には、一度戦ったことがある外敵を認識すると自動的に攻撃する「抗体」というものが学習して作られていきます。

はしかや水疱瘡のように、抗体には子供のころに一度かかると二度とかからない〝終生免疫〟という素晴らしい働きがありますが、日常的に接するレベルの外敵に対して抗体が作られすぎ、働きすぎてしまうと、粘膜が厚くなる肥厚《ひこう》という状態を引き起こしてしまいます。そうなると、日常生活に支障をきたす場合も生じてきます。

また、皮膚への日常的な刺激から抗体反応が起こり、痒みを生じたり、細胞の入れ替わる仕組みに異常が起こることもあります。そうなると、角質層という皮膚のもっとも外側を守る組織ができ上がらないうちに剥がれてしまい、むき出しになった皮膚が薄くなって、ちょっとした刺激にも反応して痒みや痛みを生じ、そこを掻きむしることによってまた皮膚組織を損傷していく、という悪循環も出てきます。

これらには遺伝的要素も見逃せませんし、環境的要因も大いに関わってくるので、血液検査で抗体を作る原因となるアレルゲンを特定しても、それはハウスダストやペットの毛、ダニ、食べ物や着衣に入っている成分といった、日常生活に溢れているものである場合が多く、それをすべて取り除くことは困難な場合がほとんどです。

以前は、原因となるものを避けるアレルゲン除去が治療の主流でした。ですから、食べ物のアレルギーがあればそれを食べない、ダニのアレルギーなら掃除を念入りにする、動物のアレルギーなら動物を飼わない……といったことが励行されてきました。けれどもアレルゲンが複数ある人の場合は、アレルゲン除去をすると、食べ物が限定されて健康に影響したり、極端な場合は外出することすら困難になってしまうのです。これでは生活の質が著しく低下してしまうことは避けられません。つまり、アレルゲンを避けていては人間的な生活などできない、それでは解決しない問題になってしまったのです。

それに対して、医療側からはさまざまな試みがなされていますし、数多くの薬品や健康食品が体質改善の手段として開発されています。

では、アロマセラピーではどんな方法をとるのでしょうか。

まずは血液検査などで、その方のアレルゲンを突き止めてもらいます。生活に支障のない範囲でアレルゲンを除去してもらうのは普通の治療と同様です。

その上で、私はそのアレルギー症状がどのくらいの期間現れているのかを尋ねます。長くかかっている場合には、それだけ治るまでの時間がかかることを覚悟しなければなりません。

その次に、その人の症状に応じた精油を選び取っていきます。鼻が詰まって苦しかったり、気管や鼻の粘膜が肥厚して呼吸を苦しくしているのを抑える成分のあるもの、鼻水が無意識に垂れてしまうのならその症状を抑える成分のあるもの、ひどく痛むのならとりあえず痒みを抑えてくれる成分のものをそれぞれ何種類か選び取っていきます。できれば、免疫調整作用のある精油を中心に使えるとやりやすくなります。そうしてクライアントの好む香り、つまりクライアントの身体が本能的に求める香りを選んでいき、成分や香りの強さなどを考慮しながら精油をブレンドしていくのです。

とはいっても、こうした対症的なアプローチだけにとどまっていてはいけません。

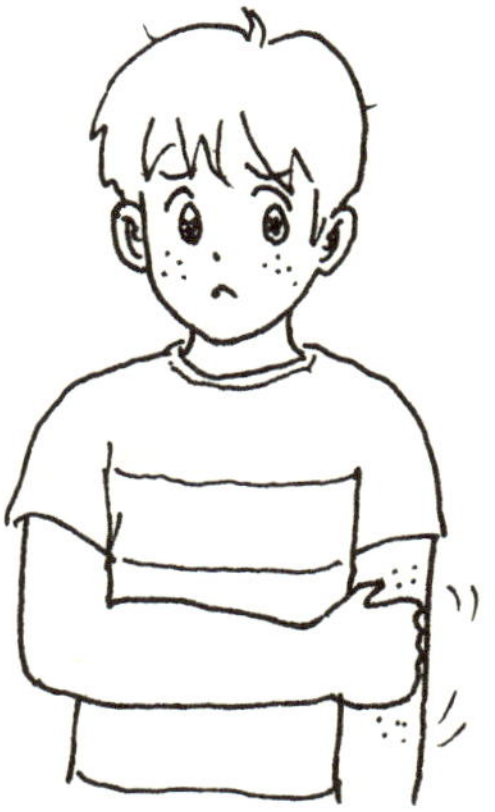

冒頭でも紹介した私の師事するフィリップ・ゴエブ医師は、アレルギーはその人の肝臓の代謝能力の弱さが引き起こしていると考えています。

人間の身体には食物をはじめとする経口摂取、皮膚に塗る経皮摂取、他に呼吸による摂取によってさまざまな物質が侵入してきます。食物は消化され、身体の維持に必要なものは吸収され、不要なものは肝臓を通して外へと捨てられていきます。皮膚から入ったものは、毛細血管から全身に回り、やはり不要なものは外へと捨てられます。呼吸によって入ったものも同じです。こうした不要なものを捨てる能力を代謝《たいしゃ》と呼んでいます。

アレルギー体質の人はこの代謝能力が生まれつき弱い人に多いとゴエブ医師は考えています。ですから、身体にとって不要なもの、あるいは有害なものを外に排出できません。それらは身体の中に残ってしまい、血液の循環にのって抗体反応を起こしたり、臓器に溜め込まれたりして、身体の健康なバランスを次第に崩していってしまうのです。

ですから、時間こそかかりますが、まずは肝臓の代謝能力を高め、不要なものをできるだけ外に出すための手助けができる成分を含んだ精油を使うのです。

このように、時間をかけて根本的な問題を解決していけば、アレルギーは必ず根治できるとゴエブ医師は私に話しました。

アレルギー症状の複雑さゆえに、一概にはいえない難しさがありますが、作用別に現場で処方される代表的な精油を挙げておきます。

免疫調整作用……モノテルペン類が多くみられます。代表例はティートゥリーとラベンサラです。

粘膜の肥厚を抑える作用……すーっとした清涼感のあるものがいいとされます。ペパーミント、ローズマリー、ユーカリのようなケトン類を含むものがスッキリとさせてくれます。

鼻水の垂れてくるのを抑える作用……抗ヒスタミン的な作用のある免疫調整作用の精油がよいとされます。

皮膚の痒みを抑える作用……セスキテルペン類のカマズレンが顕著な作用を示します。青い成分で、カモマイル・ジャーマン（カモマイル・ローマンと間違えないよう注意）やタナセタムという精油に含まれます。どちらもキク科の植物が原料なので、キクアレルギーの人は注意してください。少量なら問題も少ないので、ホホバオイルなど皮膚を保護する作用のあるキャリアオイルで希釈して清潔な皮膚に塗ります。さらに、鎮静作用のある精油も痒さを抑えてくれるので、ラベンダー、レモンバームもおすすめです。特に頻繁に痒みが起こる場合には、ラベンダーウォーターやジャーマンカモマイルウォーター、レモンバームウォーターのうち好きなものをスプレー瓶に入れて持ち歩き、痒さを感じたらすぐにその箇所に吹き付けると痒みが治まる場合が多くみられます。掻きむしって皮膚組織を損傷することを予防することになるでしょう。精油を加えたアロマバスも、身体が暖まることで起こる痒みを抑えるので、行うことが非常に多いものです。

肝臓の代謝能力を上げる作用……多くの精油にこの作用はみられますが、まずおすすめしたいのはレモンです。他にローズマリー・ベルベノン、キャロット（ワイルドキャロットが特におすすめ）の精油を加えるとさらに効果的です。キャリアオイルやジェル基材に加えて右脇腹の肝臓のあたりに塗ったり、レモン精油をヨーグルトに2滴ずつ加えて毎日食べると、徐々に肝臓の代謝能力が活性化されていきます。注意したいのは、精油を服用するときには、基本的には3週間続けたら1週間から10日間休む、というペースを守っていくこと。こうすれば身体に優しく、長く服用を続けることができます。

シミを薄くする

女性のクライアントは必ずといってもいいほど、シミの悩みを訴えてきます。男性でも年齢とともに増えてくる老人斑に悩む人は意外に多いものです。

よく知られているように、シミはメラニン色素の生成が原因となって起こるものです。決して悪者ではなく、皮膚の深層部の大事な組織を紫外線から守るために体内で作られる生理現象ともいえるものです。ですから、紫外線にさらされる時間が長くなればなるほどシミは増えていきますし、逆にまったく生成されなければ困るものでもあります。

メラニン色素は、肌の表面を守る表皮組織のもっとも下にある基底層という部分に生成され、少しずつ皮膚組織の入れ替わりとともに（ターンオーバー）、表面に現れてきます。しかもこの生成のリズムは長い間の生活習慣などにも関わりますから、紫外線さえ皮膚に当てなければメラニンが作られなくなるというものではありません。

また、シミや目の下のクマも、実は肝臓の代謝と関係があると考えられています。ですからアレルギーと同じように、アロマセラピーでは皮膚への働きかけとともに、肝臓への働きかけの2方向から対処していくことになります。

色素沈着を抑える作用……どの成分が働いているのかは不明ですが、セロリの精油には臨床から色素沈着防止作用がみられます。

漂白作用……昔からパックにはレモンがつきものですが、こ

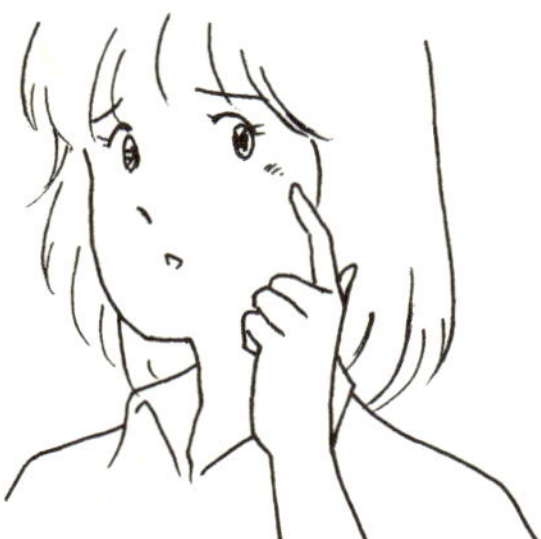

れはレモンの持つ漂白作用を利用しようという考えからのものです。

ですから、皮膚への働きかけとしては、セロリとレモンの精油をキャリアオイル、あるいはジェル基材に加え、気になる箇所に塗布します。ただし、レモンの精油には紫外線によって痒みやシミを引き起こすフロクマリン類という成分が含まれているので、塗ってから4〜5時間は紫外線に当たらないように注意しましょう。

肝臓への働きかけは、アレルギーの項で説明したものと同じです。レモンや人参を多く食べるようにするのも効果的です。

また、女性の場合、ホルモンバランスの乱れによってシミが現れる場合もあります。特に鼻をはさんで目の下に左右対称にくすんだようなシミが現れているときには、ホルモンバランスをチェックしましょう。

ホルモンバランスを整える作用……ジテルペン類のスクラレオールを含むクラリセージがもっともわかりやすい作用を示します。あまり症状がひどくない場合には、ゲラニオールを含むゼラニウムやローズなどの精油がいいでしょう。ローズには肝臓への働きかけも期待できるので、女性には大変便利な精油といえます。

抜け毛を防ぐ

女性のクライアントがシミ、シワに悩むなら、男性の悩みのトップは抜け毛です。見た目にも大変目立つだけに、心の悩みには深いものがあるでしょう。

抜け毛の原因はさまざまですが、一般的にいわれていることは、毛根に脂肪が溜まって血液の流れが悪くなり髪の毛に栄養がいきにくくなること、あるいは男性ホルモンが旺盛で女性ホルモンが少ない人ほど髪が抜けやすくなるということです。男性ホルモンには皮脂を多く分泌させる働きがあるからです。つまり、男性でも男性ホルモンはもちろん、女性ホルモンのバランスが悪いと表面に出てきやすいということです。

精神面での影響もあります。人間の身体は受精してから細胞分裂して発育していく過程で外肺葉、中肺葉、内肺葉に分かれて発達していくのですが、この外肺葉由来の器官が、皮膚、髪、歯、そして神経なのです。つまり、神経を病むと（つまりストレスを受けると）肌にトラブルが起きたり、髪が白くなったり抜けたり、歯肉が腫れるといった影響が出やすくなるのです。

そこで一般的に抜け毛を防ぐためにおすすめするのは、脂肪を溶かす作用のあるもの、血流を良くするもの、そしてホルモンバランスを整え、精神的に開放感を与える精油を選び取っていきます。

脂肪を溶かす作用……モノテルペン類のリモネンが有名です。柑橘系の精油にはほとんど含まれますが、とくに抜け毛にはオレンジ・ビターがいいようです。

血流を良くする作用……オキサイド類のシネオールがいいとされています、ローズマリーが代表的な精油です。また、柑橘類にもローズマリーにも、毛穴を引き締める収斂作用があり、髪の毛が抜けにくくなるという働きが期待できます。

ホルモンバランス……シミのところで述べたものと同じです。

精神的に開放感を与える……基本的には南国の花の香りがいいとされています。現場でもっとも多い処方はイランイランです。

代表的な使い方としては、イランイランとクラリセージなどをよく浸透するスィートアーモンドオイルなどで希釈して頭皮に擦り込み、20～30分おいてからシャンプーし、オレンジやローズマリーを加えて洗い流します。トリートメントをする場合は、毛先のみに付けて頭皮に油分を溜めないように注意します。

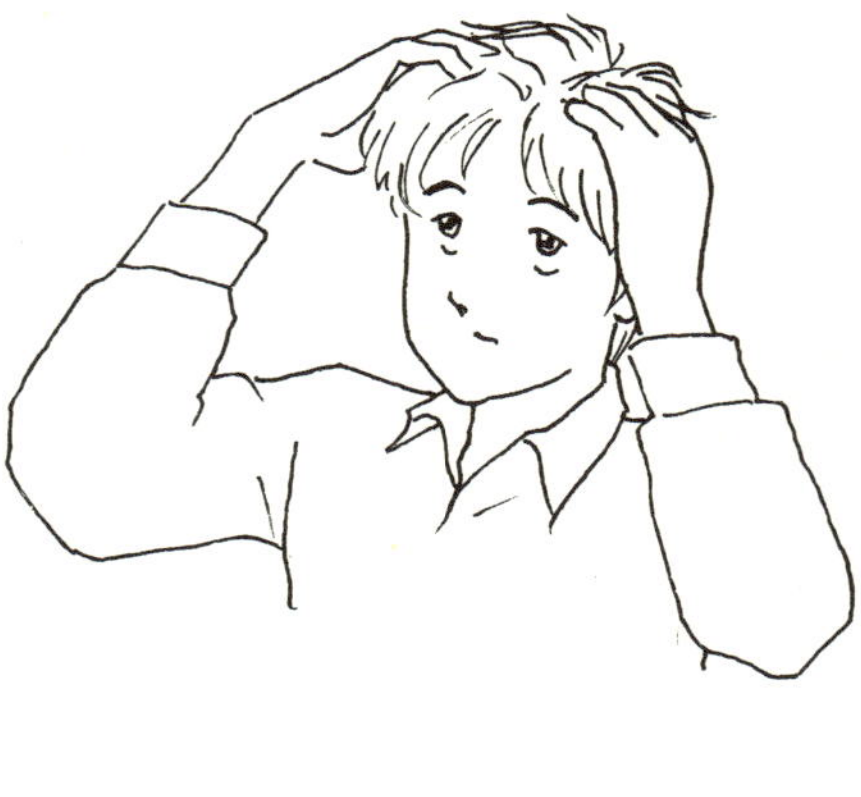

不眠

不眠症の原因は何といっても精神的な要因がほとんどです。

何か悩み事があって、それを考えているうちに頭が冴えて眠れなくなってしまうということはよくあるものですが、これは自律神経の交感神経が優位になってしまった状態です。ですから、副交感神経を優位にするために、考えごとを止めて心身ともにリラックスすることが求められます。

さらに、不眠症は人間本来のリズムとして備わっているサーカディアンリズム（日が昇ると目覚めて活動し、夜になると休養するという自然のリズム）の乱れから生じることがほとんどです。たとえば、前の晩に眠れなかったからと翌日に睡眠時間を取り戻そうと昼寝をする……これを繰り返しているとサーカディアンリズムが乱れてしまうのです。

ですから、不眠症の予防の第一歩は、眠れなかった翌日に睡眠時間を取り戻そうとしないことです。眠れなかった

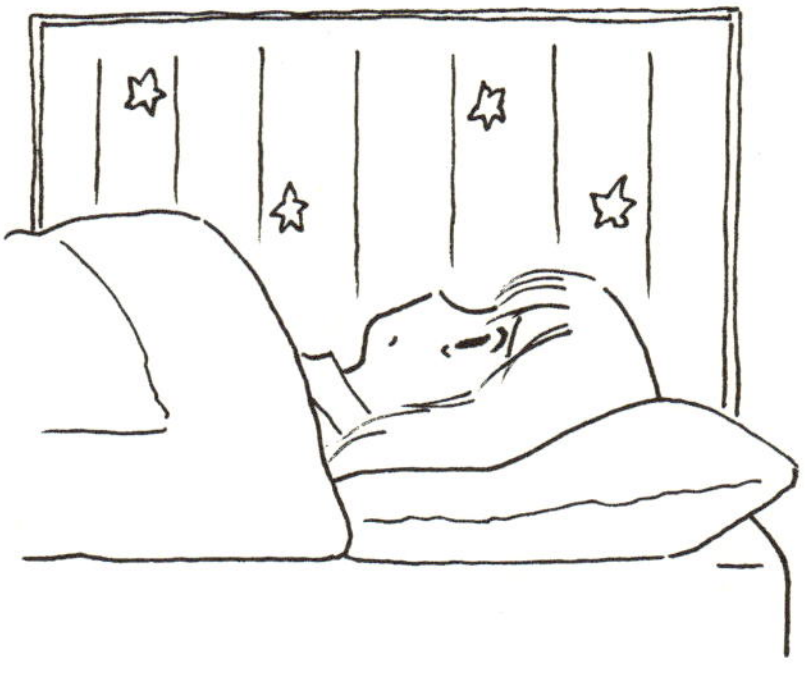

ら無理に眠ろうとしないで、リラックスを心がける……そして翌日は眠くても昼間はいつも通りの活動をして、自然に夜眠くなるのを待ち、身体の要求に応えて眠ることです。私はまずこれを行ってもらいます。

それでもストレスが強くて眠れないことが続くようであれば、精油の鎮静作用を利用します。

鎮静作用……酢酸リナリルを含むラベンダー、ベルガモット、モノテルペン類のリモネンにも中枢神経抑制作用があるので、オレンジ・スィート、オレンジ・ビター、マンダリンを良く使います。バスタブにラベンダーを入れてゆっくりと身体を温め、ティッシュに1～2滴好きな精油を落として枕元に置けば、よく眠れるでしょう。ただし、同じ柑橘系でも、グレープフルーツ、レモンは鎮静目的にはあまり使いません。

もちろん、これ以外にも自分がリラックスできる香りがわかっていれば、鎮静作用は十分期待できます。

この章では、代表的な症状をいくつか挙げてみました。もちろん私が店でカウンセリングをするときは1人ひとりに詳しくアドバイスや処方を行っています。

ただ、どの症状にも共通の必要事項があることをおわかりいただけたでしょうか。つまり、メディカルアロマのリラクゼーション作用の重要性といったものです。最近、笑いが健康の秘訣だとか、ストレスが癌の引き金になるといったことがよくいわれますが、まさに人間の持つ自己免疫の力は、リラックスした副交感神経の優位なときほど、よく発揮されると考えられます。そのことを人間は本能的に悟るようになり、リラクゼーションが健康ブームの柱になってきたと私は感じています。私は人間は自分の持つ力を信じ、自分の身体の弱い部分を知り、そこを上手く自然の力を借りてカバーしていくのが、生きていく上では非常に大切な知恵だと考えています。好きな香りの精油1本をいつも手元に置くだけで、病魔は遠のいていくのではないかと、日々現場にいると痛感せざるを得ません。

第4章

処方の現場から～事例紹介～

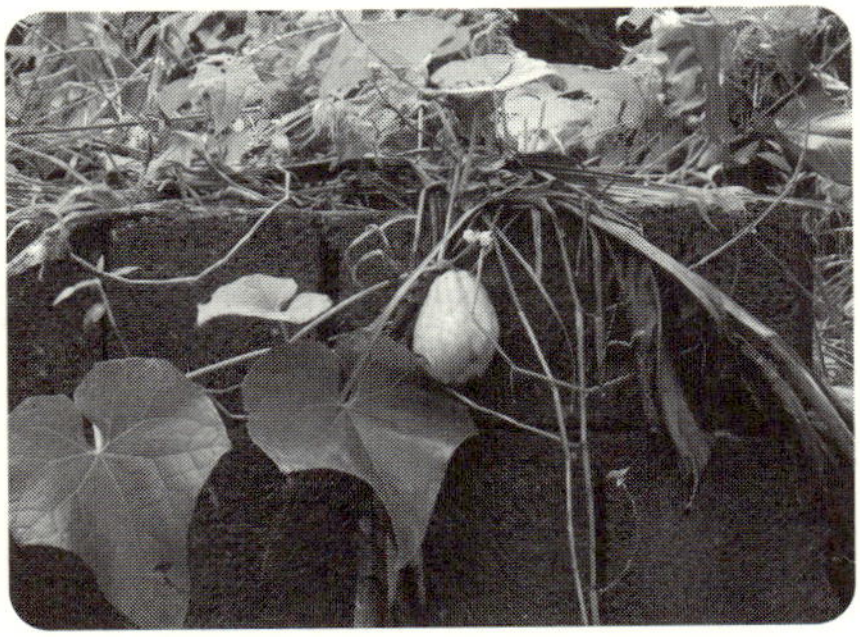

シュシュ

この章では、私のメディカルアロマ店「パルマローザ」に来店されたクライアントの中から、治癒に成功した代表的な症例をいくつかピックアップしてご紹介していきましょう。

風邪をひきやすかった体質が改善した紳士

初めてご来店なさったとき、Aさんはいかにも余裕のありそうな柔らかい表情を浮かべ、ちょっとお洒落な服装をしていたので、とても健康に悩みがあるようには見えませんでした。年齢は七十歳くらい。ゆっくりとした足取りで店の中をひと通り眺めた後、ハーブティーを差し出す店員にこう尋ねました。

「メディカルアロマって、何か特別なアロマをやっているの?」

特別な……という言い方がいかにも今の日本のアロマセラピーがおかれた状況を象徴しているように思われました。女の香りの遊びのどこがメディカルなのだろう……という素朴な疑問が感じられます。

「アロマセラピーにはフランス流とイギリス流があるんです。日本で盛んな癒しのアロマはどちらかというとイギリス流で、メディカルに使うのがフランス流なんですよ」

店員はこう説明し、Aさんに精油の成分表を見せました。

「こうしてきちんと成分表を見ると、どんな症状に働きかけるかがわかるんですよ」

するとAさんはちょっとビックリしたように、

「この成分表から治療ができるの？」

と聞いてきます。

「アロマセラピーの精油は日本では薬としては認められていませんから、治療とはいえません が、フランスなどでは治療方法の1つとして浸透してますよ」

それを聞いたAさんは、ちょっと信じられないが、この成分表はもっともらしい……とでも思ったのでしょうか、

「じゃあ、私も眠れるようになるかな？」

「お休みになりにくいのですか？」

「うん、歳のせいかなかなか寝つけないし、一度寝ても夜中に何回も目が覚めちゃってね。結局朝も早く目が覚めて……だから何となくいつも寝不足って感じなんだけど、だからといって昼間眠くて仕方がないってわけでもない。でも、これでは身体には良くないと気になって仕方がないんだよ。この歳になったら、健康だけはしっかり守りたいからね」

「運動は何かなさっていらっしゃいますか」

「若いころはいろいろやったけどね。今は捻挫や骨折が恐いからせいぜい散歩くらいかな」

そんなたわいない会話が交わされましたが、Ａさんの穏やかで隙のない表情の裏では、本人の言う以上に寝不足を気にかけているのではないかと思い、私はちょっと声をかけてみました。

「お客様、ご兄弟は多いのですか？」

急にそんなことを尋ねた私に意外な顔をしながらも、Ａさんは、

「５人だよ。私は長男だ」

「そうでいらっしゃいますか。それではご兄弟の面倒とかよくみられたのでしょうね」

「まあね。でも家族が大勢いる家だったから、遊んでやったくらいかな」

「わあ……おぼっちゃまなんですね」

そんなことを話す私に人なつっこさを感じたのか、Ａさんは表情をちょっと緩ませました。

「まあね、昔は大きな庄屋だったから、大勢人がいて、小作人も出入りしたりしていたなあ。にぎやかな家だったよ」

育ちの良い方なのでしょう。だからこそご自分が弱ったりする姿を人には見られたくないというプライドが人一倍強いのかもしれません。健康を気遣う高齢の男性にはとても多いタイプです。また、兄弟が多い、しかも長男ということは、ひょっとしたらお母さまに

なかなか甘えられなかったのかもしれません。それがかえって母性への憧れを強くし、歳を重ねてあまり身体を使わない生活になると、余ったエネルギーに幼児体験からくる精神面の不安が加わって、不眠などをもたらすことがよくあるのです。そこで私は、母性愛を感じさせるといわれるラベンダーを使うことを考えました。

「ラベンダーはお好きですか？」

「うん。旅行に行ったときにラベンダーの枕を買ってきたけど、あまり眠れなかった。僕にはラベンダーは効かないと思うよ」

「そうですか。ではこの香りはいかがでしょう」

そう言って、私は真性ラベンダーの香りを嗅いでもらいました。Aさんは、瓶に手をかざして香りを嗅ぐ動作をしながら、

「何か、すごく良い香りだね。フワッとした気分になる」

実に、正直な方です。

「実はラベンダーが眠りを誘うのは、酢酸リナリルという成分のせいなのです。これが少なくとも30％くらいは含まれていないと、なかなか眠れないんですね」

「酢酸リナリル？」

そう言うと、Aさんは眼鏡をずらしながらラベンダーアングスティフォリアの成分表を

のぞき込みました。

「このラベンダーは成分表によると42％の酢酸リナリルが入っています。ですからこれをティッシュに落として枕元に置いて眠っていただくと、寝つきがよくなると思います」

「ほう……」

ちょっと驚いたように何回も何回もラベンダーの香りを嗅ぐと、何か納得されたのか、

「これ、使ってみようかな。じゃあ、風邪に効くのはどれ？」

やはりAさんは、自分で話すように寝不足で体力や免疫力が下がっているのかもしれません。この方の悩みは本当はこちらにあったのかもしれないと思い、私はティートゥリー、ラベンサラ、ユーカリ、ニアウリなどを選んで嗅いでいただきました。

「これはいいね」

Aさんが気に入ったのはニアウリでした。ユーカリに似た、でもすこし穏やかなスッキリとした香りを持つ精油です。

「これはアロマセラピストの間ではとても人気のある精油ですよ。センスがプロ並みでいらっしゃいますね」

「あんた、上手いねぇ。でも正直に言ってるんだよ。この中では一番好きだよ」

「ありがとうございます。お客様、血圧は高くございませんか？」

「歳からいったら普通ってとこかな。ただ、痩せているせいか風邪をひきやすくてね。歳をとるとなかなか治りにくくて嫌になっちゃうよ。薬も飲みはじめるとどんどん増えるって友人が言うから、あまり飲みたくないしね」

「そうですね。ラベンダーがお好きだったら、一緒にブレンドするとより使いやすくなりますよ」

「へえ、混ぜてもいいのか。どうやって使うの？」

「こちらでブレンドしますから、それを1～2滴ティッシュに落として胸のポケットに入れておかれると、人混みなどウィルスや雑菌の多い場所に行っても風邪をもらうことが少なくなりますよ。風邪のウィルスが増殖するのを抑える働きがあるからなんです」

「これだけで風邪ひかなかったらすごくいいねえ。ぜひ作ってみてよ」

こうしてAさんは興味津々でラベンダーオイルとニアウリとラベンダーのブレンドオイルを購入されると、嬉しそうにお帰りになりました。

それから3日ほど経って、Aさんはまたご来店になりました。

「ラベンダー、なかなかいいよ。でも夜中に目が覚めちゃうとやっぱり眠れないね」

寝つきはよくなったけれど、睡眠のリズムがずれてしまっているようです。人間の眠りは、身体は休んでいて脳は働いているレム睡眠と、逆に脳が眠っていて身体が起きているノンレム睡眠とが、ほぼ90分間ずつ交互にやってきて心と体を休ませているのです。ところが、何らかの原因でこのリズムがうまくいかなくなると、夢ばかり見て眠りが浅くなり（つまりレム睡眠が多くなって）、脳が休まりません。ですから疲れがなかなか取れなくてますます不安を加速させるという悪循環を起こしてしまいます。そこで私は、もう１つ別の精油もおすすめすることにしました。

「実はこのマンダリンのカプセルなんですが、私も寝つきには問題がないのによく夜中に目が覚めて辛かったことがあったんです。でも、寝しなにこのカプセルを飲むようにしたら、朝までぐっすり眠れるようになったんですよ。マンダリンは柑橘類にしてはエステル類といって、心を落ち着かせる成分がたくさん入っているので、しっかり眠りがとれて脳も休まると思います」

「え？　このカプセルにオイルが入ってるの？」

「そうなんです。ＥＵ（欧州連合）の規制で５％以上の精油は入れられないので、そんなにたくさん入っているわけではありませんが。でもげっぷをすると多少精油の香りがします（笑）」

「へえ～」

Ａさんはいかにもビックリしたように眺めていましたが、やがて意を決したように、

「じゃあ、あなたを信じて飲んでみようかな」

そう言ってマンダリンのカプセルをお買い上げになりました。

それから1週間ほど経ったころのことです。Aさんはちょっとはにかんだような顔をしてご来店されました。

「いやあ、正直いって驚いてるよ。まさかアロマなんかであんなに眠れるとは思わなかった。それにこの間家族で出かけたとき、寒くてみんな風邪をひいたのに、私だけひかなかったよ。こんなこと初めてだよ」

几帳面な性格なのでしょう、Aさんは精油をきちんと使っていたのです。

「それはよかったです。アロマ精油を飲むっていうと、特に男性は抵抗を感じる方が多いんですが、お客様はすぐお試しくださったから、結果が出て本当に嬉しいです。ちょっと睡眠のリズムが崩れているだけですから、ラベンダーもマンダリンも、3週間くらいしたら使わなくても眠れるようになりますから、それまではお続けくださいね。ブレンドオイルも、嫌だなと感じた日には無理に使わないでください。身体が必要としなくなると、香りが好きではなくなるのがアロマセラピーなんです」

「あ、もう使わなくてもよくなるの?」

「そうです。効果が出たからといって、身体が必要としなくなっても使い続ける方がときどきいらっしゃいますが、それはかえって身体に負担になってアレルギーになったりすることもあります。アロマセラピーは、その方の本能に働きかけるものですから、身体の正直なサインとして、欲しい精油の香りは好き、いらない精油の香りは嫌いとなるんです。そのサインを見逃さないようにしてください」

「へえ、面白いねえ。じゃあ、しばらく止めていてもまた欲しくなることもあるんだ」

「もちろんです。そうしたら、また使っていただきます。そうしていくうちに、ご自分のお身体の状態が掴めてくるし、ご自分の体調に合う精油がある程度決まっていれば、症状の軽いうちに対処できますから、健康を害することが少なくなります。正しいアロマセラピーとはそういうものなんです」

「今ではすごくよくわかるよ。とにかく風邪をひきたくないから、この香りが嫌だと思うようになるまでは、使い続けてもいいんだね?」

「そうなさってみてください。いつでもお申し付けいただければ、こちらにお客様のレシピが保管してございますので、すぐにお作りできますから」

店では、不必要な量にならない程度の精油の販売を心がけています。もちろん普通に販売されている10 mlサイズの瓶でも使いこなし方を知っていればムダにはなりませんが。この紳士を見て、本当にご高齢者にこそ、アロマセラピーを上手に取り入れることで健康を謳歌していただきたいものだとつくづく思いました。

その後、Ａさんは、その冬は一度も風邪をひかず、元気に過ごせたという報告を持って春先にいらっしゃいました。温かくなってきたから水泳を始めようと思うと話すＡさんの明るい表情を見ながら、私は、ご自分の健康に自信が持てたのだろうなと感じることができてとても嬉しい思いを味わいました。

アロマバスによる腰痛の解消

中高年になると、ある日突然、自分の身体の老化に気づかされることがあります。女性は毎朝化粧のために鏡をのぞくので、自分の変化に気づくことが多いのですが、男性の方はやや疎いようです。とはいっても、奥様の配慮が行きとどいているのであれば、安心していられるのでしょうが。

女性のほうが、身体の老化に気づきやすいと今お話ししましたが、ときには、自分の身体を省みずに、家族のためにと身を粉にして頑張りすぎてしまい、その挙句に積年の疲れが溜まった身体が突然悲鳴を上げることがあります。一家の主婦が倒れたら、家族は大変です。ここでは、そんなときこそ、アロマセラピーは家族みんなの健康を守る手段として、非常に役に立つものだというお話をしたいと思います。

Bさんは50歳代の主婦。第一線で活躍するご主人を支え続けながら、2人のお子さんを独り立ちさせました。ようやく自分の時間が持てるようになったときに、それまでおろそかにしていた自宅の庭を素敵に変身させようとガーデニングを始めました。ガーデニングブームの到来で、スーパーには便利な道具や素敵な材料、珍しい外来種の苗などが並んでいますし、書店ではイギリス流のガーデニングの本がたくさん売られています。以前、銀婚式のお祝いにとご主人と二人で行った、ヨーロッパのゴージャスな庭園が忘れられなかったBさんは、夢中になってガーデニングに打ち込みました。庭にはお洒落な椅子とテーブルを置き、きれいな花々に囲まれながら庭で採れたハーブでお茶の時間。そのときはハーブ入りのクッキーを焼こうかしら……などと、Bさんの夢は広がるばかりでした。

そんな2月のある日、もうすぐ花の季節となるころのこと。Bさんは土と堆肥をガーデニングショップから買い込んで帰り、まさに車から降ろそうとしたそのときです。それまで感じたことのない腰の激痛に襲われ、そのまま動けなくなってしまったのです。いわゆるギックリ腰。寒い時期にあまり身体を動かさず筋肉の弱ったところに、急に力仕事をしたので、いきなり腰に負担がかかってしまったのでしょう。結局、その日から2週間というもの、Bさんはほとんど動けない状態になってしまいました。

ようやく自分の楽しみを見つけたのにそれはできなくなるわ、家族には迷惑をかけるわ……Bさんの心は沈みました。その後は、回復してからも、あの激痛を思い出すとなかなか積極的に行動する気になれません。

そんなとき、お友だちのすすめでBさんはアクアビクスを始めました。水中で行うこのエクササイズは身体への負担が少なく、適度に骨や筋肉を鍛えられる運動です。やがて体調が戻ってきたのと季節も温かくなってきたので、Bさんは少しずつガーデニングを再開しました。一度に仕上げようとせず少しずつ取り組んでいったので、徐々に素敵な庭ができ上がっていきました。けれども初夏を迎えると、今度は草むしりが大変になりました。2時間ほどかけて雑草をすべて抜いても、2～3日するとまたあちこちから生えてきます。しかも1日見過ごすと、ぐんぐん伸びて他の花の苗をあっという間に浸食し、庭じゅうにはびこっていきます。生真面目なBさんは意地になり、無理をしてまで草むしりに没頭してしまいます。そんなことが続いて、Bさんは慢性の腰痛に悩まされるようになってしまったのです。

ある日、お店にやってきたBさんは、こう私に尋ねました。

「アロマで腰痛が治るの？」

腰痛の原因にもよるので症状について詳しくお話を聞くと、ギックリ腰はもちろんですが、骨盤や腰椎のあたりの神経が傷ついたり、血管が細くなっている部分があり、それで血流が悪くなっているように思われました。人間の血管の周りには神経が複雑に絡まり合っているので、血管が膨張すると神経を圧迫し、それで痛みが起こるのです。そこでまず、下半身の血流を良くしていくために、私はアロマバスをおすすめしてみました。

ジェットやバイブレーターが付いた機械式のフットバスにお湯を張り、ペパーミントとローズマリーの精油を乳化剤で溶かし込んで、10分間、足首から下を温めていただきます。退屈しないように置いておいた植物の図鑑を見ながら、Bさんはアロマフットバスを楽しみました。やがて時間がくると、

「足しか入れてないのに、身体中が温かいわ」

Bさんは驚いていましたが、これは当然のことです。お湯に入れて温めているのは、心臓からもっとも遠い器官である足ですが、血流を促す作用のある精油を皮膚から吸収させ、皮下の毛細血管から全身に精油成分を巡らせているので、全身が温まるのです。フットバスは代謝を高めるのにまさにうってつけのものなのです。Bさんは、何よりも腰周りの血管の流れが戻って元の太さに戻ったのでしょう、腰痛もすっかり取れたと話していました。

その後は、身体を温めるオレンジとシナモンのお茶を飲んでいただきながら、フットバスの仕組みについてご説明しました。下半身の重さがすっかり取れたBさんはすっかりご

機嫌になり、
「腰痛のときに塗るものも作ってくれない？」
と依頼してくれました。そこで、筋肉弛緩作用のあるローズマリー・カンファーとペパーミント、それにヘリクリサムを少量、スィートアーモンドオイルにブレンドしてお作りしました。これを朝晩と、日中でも腰痛が辛いときに手で温めたものを腰によく擦り込んでとお話ししました。

その後、Bさんは毎週のようにフットバスをしに来店されました。アクアビクスの効果も出て、少しずつ筋力もついてきたのでしょう、腰痛に悩まされることが目に見えて減っている様子がわかりました。初夏になり冷房が必要な時期になってもきちんと通ってくださったので、身体の冷えから腰痛を起こすこともなく夏を越せたのです。

驚いたことに、Bさんはご自宅にフットバス器を備え付けたそうです。アロマオイルを入れて使えるものにしたと話すので、私は乳化剤にいつものブレンドオイルを加え、ご自宅用のフットバスオイルをお作りしました。現在のBさんは、ご家族の健康管理にもアロマを生かしながら、大好きなガーデニングを楽しんでいられるようです。

ハンドトリートメントで心の滞りを取る

「パルマローザ」では、ハンドマッサージを取り入れたアロマトリートメントも行っています。手荒れや手足の冷えに悩む方は案外多く、診療所のほうからも患者さんが立ち寄ってくれたりします。そんな方々の中のお1人について、お話ししましょう。

Cさんは大手証券会社のエリート営業マン。数字との睨めっこの毎日でしたが、それでも成績が上がると嬉しくて、10年以上も仕事一筋、夢中で駆け抜けてきた方でした。ところが、最近ちょっとしたミスがきっかけで考えられないほど大きな損害を会社に与えてしまい、自分の評価が一気に落ちたことにショックを受けたことから鬱気味になり、体調を崩して診療所のほうにいらした方でした。

アロマセラピーにはまったく関心がなかったというCさんでしたが、ちょうど夏場で、他の男性の営業職の方に、ベルガモットのコロンをお作りしているところに来店されました。ベルガモットのオーデコロンといえば夏場の売れ筋商品で、営業職の方には自分のハンカチに吹き付けて使っていただいていました。普通、ベルガモットの精油には色がついているものですが、ベルガプテンフリーという、特定の成分を取り除いた精油には色がありません。その柑橘系の爽やかな香りには、殺菌作用と心の抑鬱を調整する作用があるため、汗の臭いが気にならなくなり、穏やかな気持ちで商談に臨めると営業職の方からは評価していただいていたのです。Cさんは、まるでその爽やかな良い匂いにつられて来店されたという感じでした。

はじめ、Cさんはそのコロンの話を聞き、自分にも作ってほしいと話しましたが、そのうちに香りでリラックスしたのか饒舌になり、ご自分の仕事のことや家族のことまで話しはじめました。そしてハンドトリートメントの張り紙を見て、それもやってほしいと言われたのです。

当店では、ハンドトリートメントとしては4種類の精油を用意しています。1種類を希望する方もいれば、何種類かを混ぜる方、すべてを混ぜる方……とお好みに合わせて行います。その日は、神経が疲れていたのか、Cさんはマジョラムとラベンダーを選びました。その上でCさんにトリートメントを始めると、とても手が冷たいことに気がつきました。これは緊張しやすい性格の方に多く、末端の毛細血管が収縮しているときによくなりがちです。私はマジョラムとラベンダーをホホバオイルに溶いたブレンドオイルをCさんの大きな手に馴染ませながら、ゆっくり、ゆっくりトリートメントを進めていきました。

男性にとって、女性に手をさわられるというのは、ちょっと緊張するようですが、

「お客様の手、すごく頑張っていらっしゃる方の手ですね」

と話しかけると、ふわーっとCさんの表情が緩んだのです。

「そんなことないよ。でも僕の手、疲れてますか？」

「ええ、あちこちにこわばったところがありますし、冷たいですから血流も少し滞っているかもしれません。手って意外と気がつかないうちに酷使しているんですよね」

そんなおしゃべりに次第に緊張の解けてきたCさんは、また饒舌ぶりを発揮し、仕事や家族のことをどんどんとしゃべりはじめました。

女性はストレス解消に友だちとお茶をしながらとりとめもないおしゃべりをしますが、男性はそういうことはあまりないようです。男が外に出たら、7人の敵がいる……そんな言葉が私の脳裏をかすめました。

Cさんのおしゃべりを聞きながら、少しずつ手の筋肉をほぐしていくと、アロマの香りに気分が良くなってきたCさんは急に、

「眠くなってきた……」

と漏らしたのです。これはアロマトリートメントの相乗効果が現れてきた証拠です。

「それは私たち施術者にとっては何よりの誉め言葉です。どうぞ楽な姿勢でお休みになってくださいね」

そう言葉をかけるとちょっとうとうとしたようでしたが、やがてまたおしゃべりが始ま

りました。今度は自慢話が続きます。

「それはすごいですね。会社の方々もびっくりされたでしょう?」

「それがそうでもないんだよね。人が苦労して数字を上げても、上司は当たり前みたいな顔してさ。もっともっとってせかすんだよ。嫌になっちゃうよ」

数字との追いかけっこに疲れた、いかにも営業マンらしい愚痴です。

「でもご家族はわかっていらっしゃいますよ」

「そうだといいんだけどね。こっちがこんなに苦労して稼いでいるのに、女房は帰りが遅いと片づかないとか、どうせ遊んできたんだろうとか、文句ばかり言うんだよ。まあ、子供が小さくて育児に疲れているのもわかるけど、俺だって疲れて帰っているのに……ご苦労様のひと言くらい言ってくれたってって、思っちゃうんだよね」

そう言うと、Cさんは急に声を詰まらせたのです。今まで胸につかえていたものが、一気に外に飛び出そうとするのを懸命に抑えているように感じられます。

「何か涙が出そうだ……かっこ悪いけど」

強くあれと育てられる日本の男性は、女性の前で泣くのは恥と考えている方が多いようです。けれどもこの状態では我慢はかえってよくありません。

「誰も見ていませんから、泣いちゃってください。涙の中にはストレスホルモンが入っているから、出しちゃうほうが身体にいいですよ。ここはそういう場所ですから」

「ありがとう……」

小さな声で言うと、Cさんはぼろぼろ涙をこぼして泣きだしました。私はティッシュの箱を側に置いてトリートメントを続け、Cさんが心のオリを流し切るのをじっと待っていました。1～2分泣くと、すっきりしたのか、Cさんは急に元気になり、今度はご自分の夢について語りはじめました。

こういった心の変化は実は誰にでも起こるものです。アロマセラピーによる心の解放とタッチングによる安堵感、そしてトリートメントによって老廃物を体外に出そうとする身体の働きそれらすべてが、涙を出させるのです。決して恥ずかしいことではありません。心身の健康のために必要なプロセスなのです。店ではそうやって気持ちを楽にして帰るクライアントが多く、またそのために開いた店でもありますから、こういう素直な反応はむしろ嬉しいものです。

やがて来店したときとは表情もすっかり変わり、爽やかな顔つきになったCさんは最後にこう話してくれました。

「いつもストレスが溜まると酒飲んだり、カラオケ行ったりすることが多かったけど、ここはいいね。ストレスも取れて何か健康になるって感じがする」

この言葉が私たちセラピストの何よりの励みになるのです。その後もCさんは汗の臭い消しのコロンを作りにいらしたり、また愚痴をこぼしに来たりと、ふらりと立ち寄ってくれるようになりました。自分の健康管理もアロマセラピーでやりたいと相談してくれます。でも何よりも心と体のバランスを取り戻して、元気に働いている姿を見るのが私たちには嬉しいものなのです。

ストレスをハンドクリームで解消した秘書

アロマセラピーという看板を掲げていると、ストレスの溜まった人が何とかしたいと、使えそうなもの、役に立ちそうなものを探しに来られることが多くなります。職業柄、ストレスを上手にやり過さなければ長続きしない職業の方は、特に多いといえるでしょう。今回は、何かとストレスの多い秘書を務める20歳代の女性の方の事例をお話しします。

Dさんは入社以来ずっと営業を担当してきましたが、入社3年目の今年から、人事異動で部長の秘書を務めることになりました。最初から秘書課にいる人たちとは違い、慣れない仕事で戸惑うことばかり……何よりも営業とまったく異なる雰囲気にとてもストレスを感じるということでした。確かに活気溢れる営業部に比べ、秘書課は静かな部署です。しかも、女性だけなので、服装や化粧、香水に至るまで先輩の監視が厳しく、ちょっとした注意を受けてもすごく嫌味に感じてしまい、そんな自分がまた嫌になる……ということの繰り返しだそうです。彼女の愚痴ともとれる話をひと通り聞くうちに、私は、やはり勤務中の気分転換が何より必要だと感じました。そうしないと鬱になってしまいそうですし、Dさん自身もそのことが心配な様子でした。

そこで、気分転換にはやはり柑橘系が一番だろうと考え、レモン、グレープフルーツ、マンダリン、オレンジ・ビター、ベルガモット、オレンジ・スィート、リトセアなどを並べ、Dさんが気に入る香りがどれかを試してもらいました。

柑橘系の精油はみな似たような香りに感じるかもしれませんが、実は少しずつ作用が異なります。ほとんどがモノテルペン炭化水素のリモネンという柑橘系特有の香り成分で占められるのですが、それ以外の部分にケトン類などの香りも作用も強い成分がまちまちに含まれているのです。また、人を元気にするタイプの香りと、リラックスさせるタイプの香りにも分かれます。ですから、複数の精油を嗅ぎ比べていただき、クライアントがそのとき一番いいと感じる香りを基本にするべきなのです。

この日、いくつかの香りを試していたDさんは、ベルガモットを嗅いだとき、本当にぴたりと動かなくなりました。何度も香りを吸い込んで、そのうちに目を閉じてしまったのです。まさに陶酔しているような感じ。他の香りも試していましたが、どうしてもベルガモットに吸い寄せられてしまうようでした。

「やっぱりこれ。すごく気持ちが楽になって、いつまでも嗅いでいたい気持ちになるんです」

そう言ってDさんがベルガモットを差し出したとき、私は今回はベルガモット単品でいくことに決めました。さっそく芳香浴の仕方を説明し、会社での気分転換用にハンドクリームを作ることにしたのです。ベルガモットは蒸散速度が早いトップノートですから、香りはすぐに消えてしまうので、仕事中でも差し支えないと考えたからです。

その日は、Dさんの強い希望でベルガモットの10ml瓶を1本と、ジェル基材にベルガプテンフリーの光毒性のないベルガモット精油を加えてハンドクリームを作り、持ち帰りました。

それから3週間後、とても元気そうなDさんが来店しました。

「朝と帰宅してすぐと寝る前に、この精油の香りを嗅いでいます。バッグにも入れて持ち歩き、いつでも嗅げるようにしているんですよ。ハンドクリームも1日に4~5回使っちゃいますけど、トイレタイムにさっと塗っているので、先輩にも怒られませんでした。気分転換がすごくうまくできるし、疲れないんです。だからまた買いに来ました」

その日、Dさんは再び10mlを1本、購入しました。

精油は1滴が0・05mlくらいなので、10mlといえば200滴分です。普通の感覚なら3カ月はもつ量なのですが、たった3週間で使い切ったとすれば、それだけ心身が香りを要求したということになります。他には何も求めなかったので、精油1本とハンドクリームを持ち帰ってもらいました。

それから1カ月を過ぎたころ、Dさんはまた来店されました。そのときもベルガモットを1本とハンドクリームを購入していただきました。

すると今度は2カ月以上経ってから、すっかり元気になった様子で来店されたのです。

「お陰様で新しい職場にもすっかり慣れ、友だちもたくさんできました。それで最近ではベルガモットの匂いが前ほど欲しくなくなったというか、別になくても大丈夫みたいなんですけど、もう止めてもいいですか?」

と、かわいらしい質問を投げかけてきます。

「もちろん、もうお止めになったほうがいいですよ。別に中毒になっていらしたわけではなくて、心身が必要だったから好きになっていただけなんです。もう、卒業ですね。もし、また嗅ぎたいなあと思ったときに使われればいいんです。本当によかったですね」

そう言うと、Dさんはホッとしたような顔をして、

「自分でも不思議でした。香りに自分をコントロールする力がこんなにあるなんて、本当にビックリです」

「香りがコントロールしたのではなくて、お客様がご自身でコントロールなさったのです。香りはちょっと手助けをしただけです」

「そうだとしても、私は本当に助かりました。ありがとうございました」

そう言うと、Dさんはていねいにお辞儀をして帰られました。本当によかったなあと胸をなで下ろしながら、ああした悩みを抱えていらっしゃる方がたくさんいるのだから、もっともっと世の中の人にアロマセラピーを知ってほしいと切実に思った瞬間でもありました。

二日酔いを防ぐ飲むアロマカプセル

メディカルアロマの本場フランスなどでは、精油は飲むのが一般的ですし、逸見桂子医師も「服用が一番効きますね」と話すほど、精油の服用には大切な意味があります。けれども日本では、品質管理の面からも販売する側の知識からも、服用をすすめるにはとても難しい部分があるのです。

「パルマローザ」では、服用向けの精油やアロマカプセルを10種類ほど販売していますが、他のサプリメントと比べると抵抗があるのか、なかなか購入する方は少ないのが現状です。けれども、なかにはすっかりハマってしまい、体調に応じて飲み分けている方もいます。そんなアロマカプセルの中でも売れ筋の一品をご紹介しましょう。

Eさんは仕事柄接待が多く、自分の健康管理をするのがなかなか難しい環境にいる方でした。しかも、最近は地位も上がって仕事の責任や人脈の広がりがより大きくなり、その分、ストレスも過重にかかってよけいに健康管理ができにくくなり、もはや成人病予防が自分の手ではできないと、当店に来た方です。

こうした仕事の方は、医師にかかって病名が付いてしまうようなことは、できるだけ避けたいと思うのでしょう。にもかかわらず健康に対する気配りは人一倍で、私どもに健康診断のデータまでお持ちくださり、いろいろと悩みをお話しになりました。そこで私はEさんのために3つのアロマカプセルを用意してみました。

まずは不規則な仕事でも睡眠がしっかりとれるようにマンダリンのカプセル、また、ストレスは万病の元ですので少しでも緩和できるようにブレンドされたカプセル、そして肝臓の代謝能力を上げる働きのある精油をブレンドしたカプセル、この3つを状況に応じて1日1錠、別々でも一緒でも構わないのでお飲みくださいと言って、お渡ししました。精油がお好きな方なら芳香浴やマッサージをおすすめするのですが、忙しい男性の方にはカプセル剤をお飲みいただくのがもっとも手軽です。その上で様子を見てもらうことにしたのです。

Eさんがまず一番に効能を感じたのが、肝臓の代謝を上げるカプセル剤でした。もともとお酒がお好きで、ついつい飲みすぎて二日酔いになることが多かったそうですが、「これを飲んで寝ると絶対に二日酔いにならない」と絶賛してくれました。

また、マンダリンカプセルを海外出張に持って行ったら、とても身体が楽だったとも話してくれました。長時間にわたる会議が多く緊張感が絶えないということなので、免疫力を向上させるブレンドオイルも購入していただき、毎晩寝る前に胸に塗って寝るようにしてもらったところ、風邪もひかなくなったとのことでした。

その後、Eさんの口コミで来店した何人かのお酒好きなクライアントにも試してもらったところ、皆さんから同じ答えが返ってきました。それ以来、このカプセルは忘年会シーズンにとてもよく売れる商品になっています。でも、それに安心してあまり飲む量を増やさないでくださいね……というのが私やスタッフの口癖なのですが。

アロマの常識を超えた処方

お店を3年も開いていると本当にいろいろなクライアントに出会います。皆さんのお話に真摯に向かい合っている私たちですが、ときには私たちアロマセラピストの処方の常識を超えるような効果が現れる例があります。そういう事例に出会うたびに、私たちはもっと勉強しなければと思うと同時に、まだまだ残されているアロマセラピーの未知なる可能性を感じないではいられません。

70歳代後半と思われる品の良いご婦人のFさんはとてもお洒落な方で、診療所の奥さんが始めたお店だから、普通のアロマセラピーとはちょっと違うかもしれないし、安全そうと思って来店した、と話されました。

Fさんの悩みも不眠でした。ところがラベンダーは嫌いとのこと。そこでリラックス作用のある精油をいくつかお試しいただきながら、Fさんのお話をじっくり聞き続けました。ところが、リラックス作用の精油をいくら嗅いでもFさんは納得がいかない様子だったのです。それを気にしてか、

「いろいろワガママいっちゃってごめんなさいね」

などとこちらに気を遣うのです。

「いえ、私たちにとってはワガママでも何でもありません。本当に感じることをおっしゃっていただかないと正しい判断ができませんから、気になさらずにおっしゃってくださいね」

とは言ったものも、内心では困っていました。すでに30種類以上のリラクゼーション系の精油をお試しいただいているのに、これというものが見つからないのは初めてのことだったからです。もしかしたら、今までお買いになられたクライアントにも、こちらに気を遣って妥協していた方もいたのかもしれないなどと、半ば反省をしながら、それでもFさんの上品でゆったりとした雰囲気にこちらが慰められる思いで、精油を選んだりお話を聞いたりしていたのです。

そのうちに私の関心は、Fさんの性格に向いていきました。顔立ちも肌も美しく、きっと小さいころから大切に育てられてきたお嬢様だったのだろうなあと思う反面、そういった方だからこそ、この世代はお嫁に行ってから大変な思いをされているはずです。そう考えるうちに、Fさんの我慢強く、すべてを自分の責任にしようとする性格に気がついたのです。もしかすると、そうしたストレスがこの方を不眠に追い込んでいるのでは……。そう思ったとき、私の頭の中に「開放感」という言葉が閃きました。

そこで選んだのが、ジャスミンの精油でした。ジャスミンはハワイなどに行くとレイとしてかけてくれる強い香りの花から取り出す精油です。成分としてはエステル類の酢酸ベンジルや安息香酸ベンジル、ケトン類のジャスモンなどが入り、重たく強い香りで、どちらかというと元気をつける印象のある精油です。それはそうなのですが、私はむしろ精神を安定させる開放感を感じる香りとしてベストのものだと思っています。そこでジャスミンの精油をおすすめすると、Ｆさんは誰もが、これはという常識を超えた香りに出会ったときの、あの状態になったのです。

「これ……いいですね。すごく気持ちいい！」

Ｆさんは、ようやく巡り合った、という表情をしました。ジャスミンは高価で貴重な精油ですが、香りの持続にはかなりのものがあります。そこでジャスミンを１ml、約20滴持ち帰っていただきました。

それから１週間ほどして、Ｆさんはにこにこしながら、

「お陰様でよく眠れます。何か気持ちも楽ですねえ」

とはつらつとした笑顔を見せてくれました。本当によかったと思います。こういう例があるからこそ、私たちアロマセラピストは許される限りお客様の情報を伺い、どこのバランスが崩れているのか、そしてそこに本当に働きかける成分は何なのか、その成分を含む精油はどれか……をできるかぎり追求し、知識や経験として蓄えておかなければならない

のです。

以上のようなさまざまな事例を考えてみると、その方の生活にどのようにアロマセラピーを取り入れていただくか、それを考えるのも私たちアロマセラピストの仕事だと思います。クライアントの体質、性格、生活環境などに応じて、無理なく取り入れるようにしていかなくては、正しく安全なアロマセラピーを実践していただけないまま、あるいは知らないままにされてしまうことが多くなると思われるからです。まだまだ課題はたくさんありますが、まずは1人でも多くの方にお試しいただくこと、これを念頭において今日も私たちアロマセラピストは頑張っているのです。

エピローグ

この本を書くきっかけとなったのは、２００５年7月にインド洋に浮かぶ小さな島、レユニオン島を訪れたことでした。島での生活は、すべてが自然の中に自分をおく……という貴重な体験でした。とはいっても原始生活をしたわけではありません。たとえば朝食をとりにオープンカフェ風のレストランに行くと、そこには波の音と木々のざわめきと鳥のさえずりだけが聞こえ、ゆったりとした時間が流れていきます。ときどき聞こえるホテルスタッフたちの声と、食器のカチャカチャという音以外には何もない……なのに何か大きな自然のリズムを感じ、その中にすっぽりと包まれて自分の心が解放されていくようでした。

島に住むフランス人医学博士、ゴエブ氏のセミナーに参加し、講義を聴き、実際にお話しをさせていただいたのも、大きな刺激になりました。

日本にはたくさんのアロマセラピーの情報機関があります。一番規模が大きいのは資格認定制度を持つ「日本アロマ環境協会」です。そしてメディカルアロマの組織としては「ナードアロマテラピー協会」と「メディカルアロマテラピー研究会」というのもあります。「ナードアロマテラピー協会」もかなり規模が大きく、年に1度の総会ではベルギーからプラナロム社社長で薬学博士のドミニク・ボドゥー氏を招いて、かなり詳しい研究臨床報告と講義を行っている協会です。私は先にこちらの協会でメディカルアロマを学んでいました。

一方、ゴエブ氏は「メディカルアロマテラピー研究会」の顧問を務めておられます。彼のことを知るには、機関誌「ナチュラルメディスン」に毎回掲載されるコラムを読むくらいしか方法がありません。けれどもゴエブ氏のコラムは大変奥が深く、ホリスティック療法（全体観的医学）をめざす者にとっては、まさにお手本中のお手本でした。何よりも精油を服用するという日本では考えられないことが、実際には大変効果があることも、ゴエブ氏の開発したブレンドオイルのカプセルで実感することが多かったのです。

そんなわけで、レユニオン島を訪れるまで、ゴエブ氏との関わりは、私の一方的な片思い状態でした。それだけに目の前で実際に行われる彼の講義は、とても興味深く刺激的なものだったのです。

１日目のセミナーの昼食の際、偶然にも私の前にゴエブ氏が座りました。フランス語の話せない私はどうしたものかと考えあぐね、ゴエブ氏の優しく人なつこい笑顔に甘えて、英語で話しかけてみました。すると流暢な英語で答えてくださり、正直ホッとしたものです。私は用意していた英語の名刺を渡し、日本で漢方治療とアロマセラピーの併用療法を行う努力を重ねていると話すと、ゴエブ氏は大変に興味を示してくださったのです。ひとしきり、どのような治療に使っているかなどを尋ねられ、「後でメールアドレスを教えるから、処方などわからなかったら、英語でいいからメールをよこしなさい」と言ってくださいました。また、「将来日本に行ったら、あなたのクリニックで私が診療をすることは可能かね？」と聞かれたので、「日本ではアロマセラピーは医療として認められていないので、健康保険を使わない自費診療なら可能です」と答えると、「それはフランスと同じだね」と微笑んでくださいました。

また、セミナーの中でもとても面白い話がありました。ラベンサラという精油を、銅製の蒸留釜で抽出したものと、一般的に行われているステンレス製の釜で抽出したものとで嗅ぎ比べさせてもらったのです。ゴエブ氏の話では、この2つはガスクロマトグラフィーで分析したとしても、成分的にはまったく同じだということです。けれども、自分の鼻で実際に嗅いでみると、ステンレス製の釜で抽出した精油は心なしか軽い感じの香りで、銅製の釜で時間をかけて（実際、ステンレス製の釜よりも4～5倍の時間がかかるそうです）抽出した精油のほうは、深みのある落ち着いた香りに感じました。

ゴエブ氏は、「おそらく時間をかけるとそれだけ精油の中にわずかながらも重たい成分（セスキテルペン類など）が抽出されるからだろう。それを人間の嗅覚は敏感に感じ取るのだと思う」と説明されました。このレユニオン島には、採算など度外視してこの旧式な銅製の釜にこだわる蒸留業者がいるそうです。ゴエブ氏は、彼らの職人魂をとても真摯な態度として受け止めているようでした。私は日本の職人技にも共通したものを感じ、どこか懐かしさすら感じる経験でした。

セミナーの後、私たちはゴエブ氏の提携するハーブ畑と、蒸留を実際に行っている現場を見学しました。ゼラニウムという精油の中では最高級とされる、ゼラニウム・ブルボンがびっしりと育つ畑を私たちは夢中で歩き回りました。そしてこの貴重なハーブを摘み取らせてもらい、そっと香りを嗅ぐと、まるで薔薇の精油を嗅いだような幸福感に包まれたのです。これが本当のゼラニウム・ブルボンなのだと、脳裏に焼きつけることができました。ほかにも、ユーカリやレモングラスや数え切れないほどのハーブたちが植えられ、その自然でたくましい姿に感動すら覚えました。

私はこの経験を通じ、メディカルアロマはこれからの世の中に、特に高齢化や急増する医療費に悩む日本には必ず必要となる、そしてそのためにも粗悪な精油で誤ったアロマセラピーの印象を持つことのないよう、正しい安全なアロマセラピーを広めていきたいとあらためて決心しました。そして帰国してまずやろうと考えたのが、老若男女すべての人々に受け入れられるアロマセラピーの本を書くことでした。１度も本など書いた経験はありませんが、伝えたいことは山ほどあったので、まさに恐いもの知らずの性格が、この本を生み出させたといえるのです。

人間の身体はきちんとケアしていけば、120年生きることができると、医学の祖・ヒポクラテスはその著書の中で書き残しています。健康を保つための素晴らしい仕組みが生まれつき備わっているからです。私たちはそれを、人工的なものに囲まれて過ごすことで、少しずつ壊してしまっているのではないでしょうか。いきなり原始生活に戻る必要はありませんが、心と体と自然の密接な関わりの中で、肉体を本来の自然な状態に戻したらどんなにいやされるだろう……そのきっかけとして、自然の中に人間の感覚を簡単に戻せるアロマセラピーを正しく知って活用していただければ幸いです。

付録1　代表的な精油紹介

メディカルアロマの現場では実に１００種類近い精油を取り扱っています。その1つひとつをお話しするともう1冊本が書けてしまいそうなので、ここでは私たちが現場でよく使用する精油をいくつかご紹介させていただきます。精油名の下にはなるべく学名を載せるようにしました。これは精油を購入するときに、本来の成分を見分ける参考になるだけでなく、海外などで精油を買う場合にも、学名で見分ければ間違いないので、参考になると考えたからです。

また、それぞれの精油の一般的な特性と用途を載せましたので、参考にしてみてください。

〔草や木の葉の香りの精油〕

植物の組織の中で一番外側にあり、数多くついている葉というものは、外界の生物とのやりとりのもっとも多い場所でもあります。ですから、葉から抽出されることには植物の生命体を守る働きがあるものが多いように感じます。そのため、抗菌作用があったり、他の生物を寄せ付けなかったり、食物にされないような香りを出すものが多いようです。

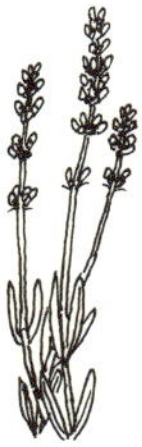

◇真性ラベンダー(Lavandula angustifolia 或いは officinalis)

アロマセラピーの代名詞のようにいわれるラベンダー精油ですが、その語源はラテン語のlavo（洗う）にあるといわれています。昔から、殺菌力を持つこの植物をさまざまな場面で使っていたのでしょう。日本人のように豊かで清らかな水に囲まれている民族には想像もつきませんが、19～20世紀を迎えるまでのヨーロッパは、今からでは想像もつかないほど街は不潔な状況だったようです。

フランスの栄華の象徴であるベルサイユ宮殿を見ればそれがわかります。あれほどの立派な宮殿でもトイレは男性用、女性用ともにたった1つずつ、それも現代になって観光地化されてから作られたものなのです。つまりあの宮殿で生活をしていた時代には、トイレなるものは存在しませんでした。その代わり宮殿のあちこちの隅のほうに溝のようなものが作られ、貴族たちはそこで小用を足し、後はオマルを使っていたのです。宮廷貴族でさえその状態ですから、一般庶民となるともっと悲惨でした。水洗便所などあるはずもなく、室内の容器に排泄物が溜まると、窓から道路に投げ捨てていたといいます。それを処理していたのが豚だったとか。ですから、ペストや赤痢などの伝染病があっという間に広がったのです。だからこそ、殺菌作用のあるハーブや精油は生活に欠かせなかったのかもしれません。

さて、ラベンダーは、その生育する土壌や環境によって生成される化学成分に違いが生じ、いくつかの種類に分かれています。

まず、もっともポピュラーなものが真性ラベンダーです。酢酸リナリルというエステル類を30％以上含み、ついでモノテルペンアルコール類のリナロールを30％程度、テルピネン‐4‐オールを少量、それにあの特徴のある香りの成分である酢酸ラバンデュールを少量など、約２００種類ほどの化学成分を含んでいるのです。

これら含まれる成分にはあまり強いものがないため、初心者でも比較的安全な使い方ができ、そして多くの作用がある便利な精油として大変に人気があります。

また、真性ラベンダーは、日本アロマセラピー学会でも直接肌に塗ることができると認めている精油でもあります。ただし、アレルギーの報告もありますので、直接塗ることを考えたときは、念のためパッチテストを行うことをおすすめします。

アロマセラピーという言葉を造語したフランスの科学者（調香師）ルネ・モーリス・ガットフォッセが、実験中に大火傷をし、手元にあったラベンダー精油をとっさに塗ったところ、跡形もなく火傷が治ったことから精油の研究を始めた、という有名なエピソードもあります。実際に、私たちがラベンダーを現場でもっとも利用することが多いのが、この瘢痕《はんこん》形成作用です。ハンドクリームに入れて手荒れを緩和したり、フェイシャルクリームに入れて使うと傷痕が少しずつ治ることが多いからです。火傷をしたとき直接塗ると、ひりひりとした痛みが和らぎ、殺菌作用と瘢痕形成作用で傷が早く治ることも、何人かのクライアントから報告されています。もちろん、日焼け後のケアにも欠かせない精油ともいえるでしょう。

ラベンダーの使い方のもう1つの代表例は、鎮静作用（リラックス作用）からくる不眠の解消でしょう。ぜひ知っていただきたいのは、本当に不眠を解消しようとしたら、含まれる酢酸リナリルの量が、30～35％は必要だということです。

実はラベンダーと称して販売されている精油には、ラバンジン（Lavandula hybrida）が意外と多いのです。この精油は真性ラベンダーと酸化物を多く含むスパイクラベンダー（Lavandula supika）というケトン類を多く含む種類との雑種で、酢酸リナリルの量は20％程度まで下がってしまい、リラックス作用は得られても、不眠の解消までは期待できません。ラバンジンと銘打ち、ラベンダーとはきちんと分けて販売している業者もありますが、なかには、学名にLavandulaが付いていることから、ラバンジンをラベンダーと称して販売している業者もあるので注意が必要です。

また、首都圏の園芸店などで販売しているラベンダーの苗で、比較的育てやすいといわれているのがフレンチラベンダー（Lavandula stoechas）という種類です。こちらはケトン類が多く、エステル類がほとんど含まれていないのでリラックス作用はほとんどなく、ときには神経毒性がある場合もあるので、芳香浴にはほとんど使えないことを知っていただきたいと思います。

こうしたことがあるところが、精油の扱いの難しいところなのです。ですから、購入する際にはできるだけ学名の書かれているもので、どのラベンダーなのかを必ず確かめる必要があるのです。

特性……鎮静作用、鎮痙作用、鎮痛作用、抗鬱作用、消毒作用、痛経（月経を起こさせる）作用、瘢痕形成作用、抗感染作用、血圧降下作用、抗炎症作用、解毒作用など

用途……不眠症、不安症、ストレス、鬱、興奮症、神経過敏症、自律神経失調症、頭痛、高血圧、不整脈、あかぎれ、しもやけ、乾燥性湿疹、手荒れ、めんちょう、虫さされ、火傷、肩こりなど

メディカルアロマセラピストの目から

この香りを嫌うクライアントでないかぎりは大変によく使用する精油です。トリートメントの際にはほとんど欠かせません。イランイランを1滴加えると、さらに香りに深みと温かみが加わり、眠気を誘うほどのリラックス効果が得られます。

また、傷を治したいときや、効果的な作用があるけれども香りが強くて使いにくい他の精油を用いるときなどに、香りを中和させるために使用することもあります。

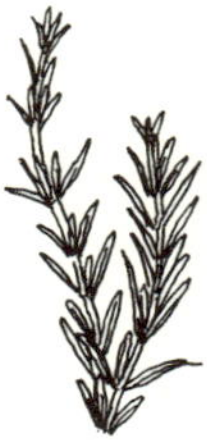

◇ローズマリー(Rosmarinus officinalis cineol)

ローズマリーは精油として非常に有名なものですが、料理に加えるハーブとしても大変有名です。非常にスッキリとした感じの香りがしますが、作用がとても強い精油なので、使用は少なめにし、時間もあまり長く使わないようにすることが大切です。

顕著な作用はたくさんありますが、ひと言でいうと血液循環を活発にする作用といえるでしょう。それにより、血液の鬱滞を取り除いたり、血流を良くすることでさまざまな痛みを取り除いたり、老廃物を取り去って新しい酸素を運んでくれるので、頭をスッキリとさせるのはもちろん、新陳代謝を高めて肌の状態をよい方向に持っていくことが期待できます。

ローズマリーは、ヨーロッパでは今でもハンガリアンウォーターという若返りの化粧水の原料として有名です。これはハンガリー王妃エリザベート1世の痛風の治療に使ったところ、痛みが治まるだけにとどまらず、70歳を過ぎた彼女の肌に若返りが起こり、隣国の王子が求婚した、というエピソードが残っているからです。

さて、ローズマリーにもいくつか種類があります。一般に売られているのが、ローズマリー・シネオールです。これ以外に、ケトン類のカンファーが多いローズマリー・カンファー（Rosmarinus officinalis camphora）をよく使います（カンファーはローズマリー・シネオールにも含まれています）。このカンファーという成分には、筋肉弛緩作用や粘液溶解作用があるため、筋肉痛や肩こりの緩和、痰や鼻づまりを抑えたいときに良いからです。さらにローズマリー・ベルベノン（Rosmarinus officinalis verbenone）という種類もありますが、これはケトン類のベルベノンという成分が多いために、胆汁分泌促進作用がある精油で、肝臓の代謝を上げたいときに、肝臓の近くに希釈して塗ったり、服用したりして使います。

特性……抗感染作用、抗菌作用、粘液溶解作用、頭脳明晰作用、鬱滞除去作用、収斂《しゅうれん》作用（引き締め）、通経作用など

用途……流行性感冒、消化不良、冷え性、脱毛症、筋肉疲労、腰痛、気管支炎、耳垢塞栓、慢性疲労、集中力強化など

メディカルアロマセラピストの目から

血管の鬱滞から起こる痛みを訴えるクライアントに、まず最初に使用を考える精油です。特に肩こり、またはそれからくる偏頭痛、筋肉痛、腰痛などの場

合、ほとんどブレンドオイルに加えます。また、収斂作用があるため、ニキビや抜け毛など、脂肪分泌過多と考えられるとき、あるいは試験前で集中力を上げたいときなどにおすすめしています。肝臓の働きにも影響を与えやすいため、ベルベノンほどの効果は期待できないにしても、肝炎はもちろんのこと、シミやクマを薄くしたいときにも加えます。

◇ペパーミント(Mentha piperita)

ガムなどによく入っているペパーミントはとても馴染みやすい精油です。モノテルペンアルコールのメントールが主成分で、ケトン類のメントンも多く含まれ、とても清涼感のある特徴的な香りを持っています。古くはエジプト人も栽培していたといわれ、ギリシャ人やローマ人にも愛用されていました。ハーブのミントにはスペアミントなどたくさんの種類がありますが、精油としてはペパーミント以外はあまり使われることはありません。ローズマリーと同様に刺激の強い精油なので、使用量、使用時間には注意が必要です。

特性……抗菌作用、抗感染作用、血圧上昇作用、免疫調整作用、鎮痛作用、粘液溶解作用、脂肪溶解作用、胆汁分泌促進作用、健胃作用（消化

を助け、吐き気を止める）など
用途……頭痛、疲労回復、リフレッシュ、流行性感冒、咽頭炎、花粉症、鼻炎、蓄膿症、歯痛、歯肉炎、口臭、胃痛、胃酸過多、吐き気、乗り物酔い、ウィルス性肝炎、消化不良、食欲不振、心不全、膵臓機能不全、胆嚢炎、静脈の鬱滞、リンパの鬱滞、静脈瘤、低血圧症、むくみ、アトピー性皮膚炎、かゆみ、肩こり、関節炎、ギックリ腰、テニスエルボー（テニス肘）、腱鞘炎、腰痛、捻挫、無気力症、更年期障害など

メディカルアロマセラピストの目から

ラベンダーに次いでよく使用する精油です。その清涼感から期待される気分転換や食欲増進に吐き気の緩和、頭脳を明晰にする、頭痛を和らげたり関節などの痛みを感じにくくするなどの作用のほかに、刺激によって血流を良くする作用があるために冷えからくる各種の症状緩和にも役立ちます。肩こり、腰痛にはほとんどといっていいくらいローズマリーと併用し、しかもローズマリーの効能を助けてくれます。また、体力回復に良く、病後のケアなどにも向いています。香りの良さから嫌う人が少なく、他の精油とのブレンドができる場合

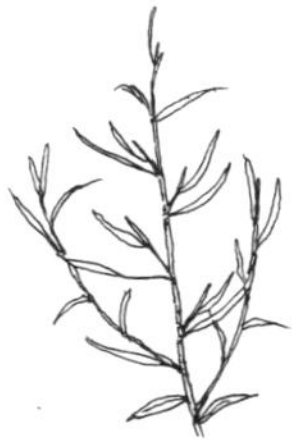

には、そのニオイ消しにも役立ちます。

さらに、精油だけでなく、副産物であるハーブウォーターにも同じような働きがあり、吐き気がするときや、口中の洗浄などに使うと便利です。

◇ティートゥリー(Melaleuca alternifolia)

オーストラリアから来た精油です。先住民が万能オイルとして使っていたもので、最近になって脚光を浴びることが多くなってきました。オーストラリアにはこの自然の恵みの素晴らしいオイルを守ろうと、ティートゥリー協会という公的な機関があり、品質管理を徹底して行ってから輸出しているそうです。そのおかげであまり粗悪なティートゥリー精油は見かけません。逆に精油の品質にこだわらないメーカーでは取り扱っていないところもあるくらいです。成分としてはモノテルペンアルコール類、モノテルペン炭化水素類、酸化物類などがバランス良く含まれ、多岐にわたって利用可能な精油です。アロマに関わる仕事をしている人なら、ラベンダーと一緒に常備するべき精油といえるでしょう。

また、日本アロマセラピー学会では、ティートゥリーも直接肌や粘膜に原液で塗ってもよいとしています。ただし、ラベンダーと異なり、刺激のある成分も多いので、事前のパッチテストは欠かせません。さらに服用に使うドクターも多く、免疫性の疾患などに苦しむ患者さんには2滴ずつを1日3回服用といった形での処方が出ることがあります。ただし、服用するときは肝臓への負担を考えて、代謝を助ける精油を併用したり、3週間服用したら、10日ほど休むという方法が一般的です。

特性……抗炎症作用、抗感染作用、静脈強壮作用、鬱滞除去作用、免疫調整作用、抗菌作用、抗真菌（カビの一種、水虫など）、副交感神経強壮作用、鎮痛作用、鎮静作用など

用途……流行性感冒、咽頭炎、気管支炎、喘息、鼻炎、蓄膿症、花粉症、口内炎、歯肉炎、胸腺機能向上（免疫機能向上）、寄生虫、消化器真菌症、静脈炎、リンパ腺炎、アトピー性皮膚炎、水虫、皮膚真菌症、虫さされ、火傷、膣カンジダ症、帯状疱疹（単純ヘルペスを含む）、膀胱炎など

メディカルアロマセラピストの目から

ティートゥリーというと、免疫機能に関わる症状や真菌に関わる症状に対し

てまず第一に使用を考える精油です。一般には風邪の予防や、花粉症の症状の緩和にいいとされていますが、他には、歯肉炎など口中のトラブルの抗ウィルス対策や、抗菌対策に使えます。過労で歯肉が腫れ上がったときなど、ティートゥリーを希釈してティートゥリー・ウォーターでうがいをしたり、直接歯茎に擦り込むと、たいていの場合、1晩でおさまります。もちろん風邪予防のためのうがいにもおすすめです。

水虫や爪白癬の症状緩和にも使うことがありますが、すでに市販の強い薬に慣れたクライアントには作用が緩慢に感じられるかもしれません。けれども、フットバスにしたり、綿棒に付けてていねいに手入れをしていくことで真菌の増殖を抑え、完治に至る方も少なくありません。ただし肌に合わない場合には、かえって悪化する例もあるので、闇雲に使わずに状態を見極めながら専門家に相談するほうがいいでしょう。

そのほかにも、妊娠初期や過労などで免疫力の落ちた女性などに多い（男性でもありますが）カンジダ症には大変よく使います。カンジダ菌は真菌の一種ですので、座浴といって腰を5～10分ほどティートゥリーを加えたお湯に浸けると、増殖を防いで回復を早めてくれます。クライアントとの相談の中で、医師の診断で真菌という言葉を聞いたという方には、ティートゥリーの有効な使い方を指導します。

※ティートゥリーの一種（亜種）として最近「マヌカ」という精油が販売されています。メーカーによってはティートゥリーとはまったく違う精油として販売していますが、ニュージーランドではこの「マヌカ」と「カヌカ」がティートゥリーとして販売されているそうなので、現地の認識はその程度のようです。ゴエブ氏の説明によると、植物学のレベルにおいてもかなり混同が起きており、学名においても、「マヌカ」はLeptospermum sciparium というもので、Melaleucaとは書いてありませんから、別の植物と考えるべきというのが有力のようです。この「マヌカ」はティートゥリーと比べると成分上はモノテルペノール類が多く、抗菌、免疫促進作用が強いために刺激も強いので、単独使用よりはブレンドしてバランスをとることで、副作用の毒性を取るようにしたほうがよいとのことでした。

◇ラベンサラ（Cinnamomum camphora）

プラナロム社社長で薬学博士のドミニク・ボドゥー氏が「今世紀最大の発見」と絶賛するほど感染症には万能とされる精油です。酸化物類の1,8シネオールが半分近くを占めるため、ユーカリと似た香りだという人もいます。抗感染作用のウィルスへの働きかけには抜きんでたものがあり、実際にサーズ（SARS＝重症急性呼吸器症候群）の感染予防にも用いられたそうです。抗アレルギー作用もあり、流行性感冒の予防にはもちろん、花粉症、喘息などに悩むクライアントによくすすめます。また、1,8シネオールとα-テルピネオールの関与による催眠作用もあり、眠れないためにも免疫力が落ちているときにもよく使います。

ただし、学名上この精油も混乱しやすいものの1つです。学名は標記の通りですが、実はこの学名は中国産のクスノキのものなのです。まったく同じ植物ですが、これがマダガスカル産になると精油の成分構成が大きく違ってしまい、マダガスカル産の場合にはRavensara aromaticaという名称を併記している図鑑が多いのが実情です。

特性……抗ウィルス作用（ウィルスの増殖を食い止める）、免疫刺激作用または調整作用、抗炎症作用、活力増強作用、抗菌作用、神経強壮作用など

用途……流行性感冒、ウィルス性疾患（帯状疱疹、単純ヘルペス）、ウィル

ス性腸炎、不眠症、神経的あるいは肉体的疲労、水疱瘡、気管支炎、鼻咽頭炎、鬱、不安症、花粉症、クローン症（免疫異常による腸疾患）、エイズ、ウィルス性脳炎、発熱、疲労または慢性疲労、免疫力低下など

メディカルアロマセラピストの目から

ティートゥリーと同じような使い方をすることが多い精油です。免疫系のバランスの崩れによる症状によく使います。花粉症などに悩む方は、ティートゥリーかこのラベンサラのどちらかを好むことが多く、好きなほうを中心に処方を組み立てます。また、免疫グロブリンの作用を増強させる働きがあるので、旅行や仕事などで衛生状態のよくない場所へ出かけるクライアントにも、胸に塗るブレンドオイルとして作り、感染症への予防に役立てていただくことが多い精油です。

◇バジル（Ocimum　basilicum）

成分中、フェノールメチルエーテル類が７割以上を占めるこの精油は、痙攣を抑えたり、消化を促進したりする作用が顕著です。人間の身体のさまざまな

症状には、痙攣性からくる痛みが多いことから、鎮痛にもよく使います。イタリア料理のピザのマルガリータにもバジルの葉がチーズと一緒に添えられていますが、大量のチーズと冷たい飲み物とでとることの多いこの料理のために、バジルを使うことで消化不良や胃痙攣を起こさせないようにする先人の知恵ではないかと私は考えています。また、インドのアユルベーダ医学では広く使われ（トゥルシと呼ばれます）、クリシュナ神とビシュヌー神に捧げられる神聖なものとされています。またヨーロッパではバジリコと呼ばれることが多く、ギリシャ語の「王の」軟膏、あるいは薬剤を意味する言葉に由来するといわれています

特性……自律神経調整作用、鎮痙作用、鎮痛作用、抗感染作用（菌の種類による）、消化促進作用、肝臓強壮作用、腎臓機能強壮作用など

用途……頭痛、月経困難症、胃炎、消化不良、乗り物酔い、筋肉の痙攣、不安症、ウィルス性肝炎（A型、B型、C型）、腸内ガス貯留、集中力低下、口臭など

メディカルアロマセラピストの目から

鎮痛作用として顕著なのは、胃痙攣と月経困難症です。特に月経困難症の生

理痛は子宮の壁が剥がれるために起こりますが、痙攣性の痛みが激しい場合、子宮の周りにこの精油を希釈して塗ると治まってきます。消化機能に働きかけたいときは、希釈して臓器のあたりに塗りますが、カプセル剤もあるので、それを服用するのもおすすめです。バジルは消化機能の調整作用が優れているので、下痢にも便秘にも使えます。

また、この鎮痙作用は精神性の症状にも強壮剤として使われます。頭脳を明晰にしたり、精神的疲労を回復させてやる気を起こさせたり、神経質な性格からくるヒステリーを治めることもあります。咳やしゃっくりを抑えるのに使う家庭もあります。

〔木の香りの精油〕

植物の木の部分は、その生命の基本となる部分でもあります。ですから、落ちついた気分になる香りが多いといえるでしょう。また、樹木の部分には養分とともに、水分量を調整するために流れを良くする働きのある成分が溜められていると考えられます。そして、樹木は傷をつけられると樹脂を出して樹皮を守るように、傷に対する処置に有効な成分が含まれていると考えられています。

◇サイプレス(Cupressus sempervirens)

昔、キリストを磔にするときに使った十字架の材料がこのサイプレスだったそうです。防腐作用に優れ傷みにくく、処刑囚の死体をいつまでも見せしめとして晒すことができたからだと考えられます。ヒノキ科に属するこの木は抗菌作用に優れ、日本のヒノキと同じような効果が期待されます。成分はモノテルペン炭化水素のα-ピネンが半分近くを占め、δ-3-カレンを多量に含むので、芳香浴に使うと森林浴と同様の効果が期待できます。また、セスキテルペン類のセドロールやα-セドレンに静脈やリンパの流れを良くする作用があるため、鬱滞除去のために使用することが多い精油です。

特性……静脈鬱血除去作用、リンパ鬱滞除去作用、静脈強壮作用、リンパ強壮作用、自律神経調整作用、抗炎症作用、抗感染作用、抗菌作用、鎮咳作用など

用途……静脈瘤、足の浮腫、夜尿症、痔、にきび、皮下脂肪の蓄積、リンパの鬱滞、冷え性、喘息、脂性の髪、血腫、卵巣鬱血、記憶力低下、

疲労回復、神経過敏症など

メディカルアロマセラピストの目から

サイプレスの香りは軽いモノテルペン類が多く、ヒノキの香りにも似ているせいか、日本人には比較的馴染みやすい香りです。足のむくみに悩むクライアントのためのフットケア・トリートメントにブレンドしますが、血流やリンパの流れを良くするため、鬱滞性の症状の緩和にはその作用がかなり期待できます。また、神経を和らげたり、抗菌作用も強いため、風邪の初期症状の段階で喉や鼻から取り入れると辛い症状を緩和してくれます。

◇サンダルウッド(Santalum album)

別名ビャクダン（白檀）と呼ばれ、とても心の落ち着く香りです。サンダルウッドという名前はサンスクリット語の「チャンダナ」に由来するといわれています。この香りには過去の悲しみを忘れさせる作用があるといわれ、線香の香料として必ず用いられています。成分的にはセスキテルペンアルコール類のβ-サンタロールとα-サンタロールがほとんどを占め、香りとしては重たさを感じさせます。蒸散速度もベースノートですから、香水などにブレンドすると12時間近く香り続けます。サンタロールには心臓の強壮作用があるといわれ、瞑想に用いるととてもいい精神状態に持っていってくれます。インドでは古くから薫香や遺体保存用として、また宗教上の儀式で広く用いられ、万能薬としても使われていました。シロアリに食い荒らされない木材なので、中国では骨董品や家具・調度品に用いられてきました。また精油にすると保留剤になるので、化粧水やハンドクリームなどの化粧品にもブレンドします。

特性……鎮静作用、強心作用、静脈鬱血除去作用、リンパ鬱滞除去作用、消毒作用、抗炎症作用、利尿作用、保湿作用など

用途……心臓機能低下、不眠症、膀胱炎、スキンケア、神経緊張症など

メディカルアロマセラピストの目から

サンダルウッドは木の香りの精油の中では女性に大変人気のある香りです。中国製の白檀の扇子を使う方が多いせいか、馴染みやすいのでしょう。精神的な落ち着きを求めるクライアントによく求められます。とはいっても、成分的に重たいものが多く症状を悪化させる可能性があるので、鬱の方には向きません。また、神経系への働き、筋肉の自然収縮を促す利尿作用、抗炎症作用があるため、膀胱炎の方には座浴をおすすめしています。

◇ミルラ(Commiphora　myrrha)

キリスト生誕のとき、東から来た三賢人が捧げたものの1つといわれる精油です。またの名を没香といい、古代モーゼの時代には現在のイラクにあたるティグリス・ユーフラテス川の両岸に生息していたといわれています。そうした厳しい環境の元でも育つので、その樹脂にはさまざまな成分が濃縮していると考えられ、樹皮に傷をつけ、染み出てくる樹脂から精油を抽出します。

ミルラは殺菌作用が強く、防腐作用があるため、古代エジプトでは薫香として毎日正午に儀式として焚かれたり、医薬品やスキンケアの材料などにも使われたといわれています。エジプトではミイラ作成の際にも使われ、その語源になったのではないかという説もあります。ミルラの落ち着いた香りを嗅いでいると、何となく古代のロマンを感じるような気がします。

成分はセスキテルペン炭化水素類にほとんどが占められ、重たいベースノートの香りです。固まりやすい性質があるので、傷の手当てなどには便利な精油です。

特性……抗炎症作用、抗ウィルス作用、瘢痕形成作用、鎮静作用、収斂作用、消毒作用など

用途……回復の遅い傷、皮膚潰瘍、褥瘡《じゅくそう》（床ずれ）、下痢、赤痢、大腸炎、口内炎、歯肉炎など

メディカルアロマセラピストの目から

傷口を保護しながら治したいときによく用いる精油です。特に手荒れがひどく、指先の皮膚が割れてくるような状態のときに、ハンドクリームとして使うと早く楽になります。この精油の持つ殺菌作用と収斂作用、さらには傷口を固めて保護する作用が相乗して効果を発揮するからと考えています。男性のクライアントでも、冬場の乾燥した空気の中で手仕事をする人は、ハンドクリームに入れて使っているケースが少なくありません。同じ原理で進行が早い褥瘡のような皮膚組織の破壊にも、それを食い止める作用があります。香りはベースノートで、ちょっと薬っぽい感じですが、あまり強くなくほのかに香り続ける感じですので、使いやすい精油といえます。

◇パチュリ(Pogostemon　patchouli)

木の香りといっても、この精油はシソ科の植物の葉と茎から抽出する精油です。その香りは「墨」に似ており、草花の香りに比べると大変落ち着いた感じ

がします。インドでは「プチャプート」と呼ばれてよく使われ、日本でもエスニックショップなどに行くと漂っている香りです。成分的にはセスキテルペン炭化水素類とセスキテルペンアルコール類のパチュロールが大部分を占めるため、ベースノートのゆったりとした香りです。また、年月が経つほど香りが良くなるという特性もあり、イタリアの医師パオロ・ロベスティも不安症の患者に使ったとされています。とても控えめで穏やかな作用を発揮しますが、時間をかけて確実に身体に働きかけてくるような不思議な精油です。

特性……強壮刺激作用、組織再生作用、鬱血除去作用、ホルモン様作用、殺菌作用、収斂作用、抗抑鬱作用など

用途……スキンケア、不安症、創傷、抑鬱症、冷え性など

メディカルアロマセラピストの目から

香りの特性から、好き嫌いが分かれる精油です。使用の際にはベースノートで12時間も香ることを考慮して使用を決めなければなりません。比較的女性に好まれる香りで、香水にするととても人気のある商品になります。合わせる香りを選ばないのも香水にブレンドしやすい特性といえ、アロマバスに加えれば、肌にも精神面にもよく、しかも身体が温まるのでおすすめです。

〔花の香りの精油〕

植物の花の部分は、外界の昆虫類との接触に一番近い部分です。ですから香りはそれらを誘うように甘く、官能的なものが多いようです。花は確かに色や形、蜜などでも鳥や昆虫を惹きつける部分がありますが、もっとも効果を発揮しているのは香りなのです。

◇イランイラン（Cananga odorata）

「花の中の花」と称されるこの花は、マダガスカル特産の独特な香りの植物です。モノテルペンアルコール類のリナロールとエステル類がバランス良く含まれ、精神を安定させることもできれば、集中させることもできる香りです。そういった意味では精神面への働きかけが特に大きく、そこから皮膚疾患などに影響を与える精油といえます。

大きな特徴としては血圧を下げる作用があり、不安や緊張にさらされるときなどに使うと精神的にとても楽になります。

特性……抗鬱作用、神経リラックス作用、鎮静作用、血圧降下作用、性的強

壮作用、不整脈改善作用など

用途……抑鬱症、インポテンツ、不感症、パニック、動脈性高血圧、動悸、神経過敏症、スキンケア、育毛促進など

メディカルアロマセラピストの目から

イランイランはどちらかというと男性に好まれる香りです。その特徴ある香りは原液ではとても濃くて強いのですが、希釈すると大変優雅な香りに生まれ変わります。香りの蒸散速度はミドルノートですが、かなりの間持続するので、使用するときには少量にとどめることが鉄則です。精神高揚感も与えてくれるので、自信を失っているときなどに使うと元気が出てきます。トリートメントにブレンドしても香水にブレンドしても、とても主張があるわりには作用は穏やかな感じがします。

◇ローズ(Rosa damascena)

香りの女王と呼ばれ、あらゆる王侯貴族に愛され続けてきたローズは、精油としても大変貴重な存在です。とにかく採油率（精油を取り出すために必要な素材の量が採りにくいため、値段も高価になります）が低く、1滴の精油に4

00本から600本あまりのバラの花が必要とされています。また、ローズには厳密には2種類の精油があり、花を摘んですぐに水蒸気蒸留するローズ・オットーと、溶剤で精油成分を抽出するローズ・アブソリュートとがあります。使われるバラも異なり、ローズ・オットーは主にブルガリア産のダマスク・ローズが、ローズ・アブソリュートは主にモロッコ産のセントフォリア（Rosa centifolia）というキャベジ・ローズやガリカ（Rosa gallica）というレッド・ローズが材料になります。どちらも多くの精油成分を含み、さまざまな使い方ができる精油で、女性にとっては健康面でも美容面でもとても心強い味方となってくれます。

ただし、ローズ・アブソリュートは溶剤が残ってしまうため、皮膚に直接塗るのにはあまり適しません。が、水溶性の成分であるフェニルエチルアルコールが多く含まれるため、女性としての自信を取り戻したいときには、その香りはとても効果的と考えられます。

ローズの花はもちろん、精油も古くから人々に好まれ大切に使われてきました。

もともとローズを精油として抽出できることが発見されたのはペルシャで、

王侯貴族の婚儀のためだったといわれています。庭園に咲き乱れたバラの下に堀が巡らされ水がたたえられていたところに散ったバラの花びらから、太陽が照らす熱のせいで油分が分離し、水面に膜のように浮かんだのが発見されたのです。それを調べると、そこからあらゆる特性が見いだされ、ローズ精油の生産が始まったといわれています。

香り成分をその種の保存のために使用していることをローズほど顕著に示している花もありません。特にダマスク・ローズの場合、花を摘み取るのは午前4時から11時までと決まっているそうです。これは蜂の飛行時間である午前5時から10時までを意識して香らせているのではないかと考えられているからです。ですから午後に採取したバラの花からはなかなか良い香りの精油が取れないそうです。まさに植物の生きる知恵をみるような思いがします。

特性……催淫作用、肝臓機能促進作用、鎮静作用、強壮作用（心臓・胃・肝臓・子宮）、収斂作用、消毒作用、抗炎症作用、皮膚弾力回復作用、抗抑鬱作用など

用途……スキンケア、皮膚の皺、不妊症、インポテンツ、月経不順、目の下のクマ、強迫観念・固定観念に縛られた精神障害など

メディカルアロマセラピストの目から

ローズの精油は高価なので、女性にとっては憧れの精油です。その消毒作用は穏やかなのに確実、しかも肝臓の代謝をよくするために、皮膚のトラブルや色素沈着を取り除きます。また、皮膚の弾力を回復させるといわれるモノテルペンアルコール類のゲラニオールとネロールを多く含んでいるので、皺の緩和には欠かせません。その作用は多岐にわたるため、さまざまな精油を揃えてブレンドするよりも、思いきってローズを１本購入し、キャリアオイルに希釈して万能に使うセラピストもいるくらいです。また、ホルモンバランスにも優れた働きかけをするため、心身両面から美しくなる精油でもあります。もちろん男性にとっても、自信を取り戻させたり、ホルモンバランスを整えることから肌の状態をよくしたり、抜け毛を防ぐ働きもします。その昔、皇帝ネロがバラをこよなく愛し、寝室、風呂はもちろん、客を迎えるときにも廊下にびっしりと花びらを敷き詰めたといいます。高価なバラの花をふんだんに使うことで権力を誇示したのかもしれませんが、皇帝という精神的にハードな仕事をこなすためには、自信をつけてくれるバラの香りが欠かせなかったのではないかと思われます。

1滴の精油にバラの花数百本分が含まれるというだけあって、クリームに1滴落とすだけでも香りの持続はかなり長いものがあります。消毒作用もあるので傷みにくい点も喜ばれます。また、高価なものであることから、ローズウォーターも人気商品です。きちんとした精油の副産物として生産されているローズウォーターなら、肌への浸透が早く、しっかりと内側からふっくら肌を持ち上げてくれるのを実感するでしょう。ローズウォーターには、その名の通り水溶性の成分が多く含まれますが、精油成分も若干入りますから、それで十分効能を感じるクライアントも多くみられます。ニキビに悩む思春期の人にも、このバランスのよいハーブウォーターはおすすめです。

◇ローズウッド(Aniba rosaeodora)

学名からみても、まさに「バラの香りの木」といえるでしょう。成分的にはモノテルペンアルコール類のd‐リナロールがほとんどを占めますが、非常にバラに近い香りを持っています。けれどもバラほど強烈な香りでなく、どちらかというと爽やかなので、若い女性はローズの濃厚な香りより、こちらを好む人も多いようです。

特性……抗菌作用、抗真菌作用、抗ウィルス作用、免疫刺激作用、催淫作用、細胞再生作用、性欲増強作用など

用途……感染性肺疾患、感染性気管支炎、小児気管支感染症（鼻咽頭炎、流行性感冒）、膀胱炎、スキンケア、皮膚炎、皺の予防、にきび、アトピー性皮膚炎、神経性鬱病、不安症、ヘアケアなど

メディカルアロマセラピストの目から

ローズウッドは誰にでも受け入れやすい香りで、特に美容面での悩みには万能といえるでしょう。とりあえずクラフトで化粧水を作る場合は、迷わずこの精油を選びます。あとはクライアントの肌質などに合わせて、保湿効果のある基材や収斂作用のある精油を加えたりして調整していきます。値段も比較的安いので、毎日のシャンプー後のリンスやトリートメントに1～2滴加えたり、化粧水の中に入れても、香りは消えてしまってもしっとりとした感じに仕上がるとクライアントには好評です。ローズウッドにもハーブウォーターがあり、ヘアスタイリングの際にスプレーとして使うと髪が傷みにくくなります。抗菌作用も見逃せないもので、雑菌やウィルスの多い場所で働く人には、ティッシュに落としてポケットに入れるというのもおすすめです。また、アトピー性皮

膚炎の炎症などにもよく使います。ローズほどではありませんが、精神的にも肉体的にもとても使い勝手のいい精油といえます。

◇ヘリクリサム(Helichrysum italicum)

別名イモーテルとも呼ばれ、最近自然化粧品のメーカーなどが注目している精油です。キク科ならではの特徴のある香りを持ち、モノテルペン炭化水素類、セスキテルペン炭化水素類、エステル類とケトン類がバランス良く含まれ、特にエステル類の中の酢酸ネリルという成分が胆汁分泌促進作用などをよく現し、ケトン類のβ-ジオンという成分が血腫を解消するのに驚異的な効果を示すといわれています。ヘリクリサムにもいくつかの種類がありますが、イタリア原産のイタリカム種は特に血腫に対する効能が抜群で、他のヘリクリサムと間違えないようにと注意を促されるほどです。

特性……血腫抑制作用、血液凝固阻止作用、瘢痕形成作用、肝臓機能促進作用、膵臓機能促進作用、糖尿病予防作用など

用途……打撲、血腫、静脈炎、むくみ、静脈瘤、肝臓障害、血栓症、高コレステロール血症、痔、脈管性母斑、硬皮症、ニキビ、ケロイド、筋

肉のひきつれ、リウマチ、腰痛、座骨神経痛、捻挫、セルライト除去など

メディカルアロマセラピストの目から

強烈な特徴のある香りを持つ精油で、効能は抜群。でも使用する際には大変気を遣う精油です。腰痛にはローズマリーやペパーミントとともにブレンドするとギックリ腰などにはとてもいいようです。また、美容面では血腫からくる痣《アザ》などの解消には欠かせない精油です。香りの強烈さと価格の高さから、使用するときにはできるだけ濃度を薄くし、どうしても香りを受けつけないクライアントや、医師の治療でやむを得ず処方するときは、ラベンダーで香りを中和します。とはいえ、この香りを好むクライアントも多く、神経質な人には鎮静効果があるように感じます。

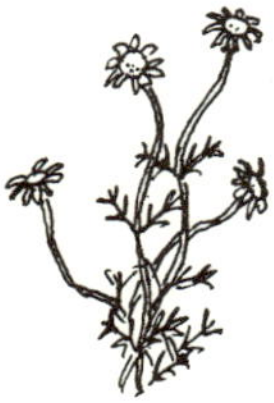

◇カモマイル・ローマン(Anthemis nobilis)

ピーター・ラビットのお話に出てくるカモマイル（カモミール）のお茶は、寝つきの悪い子供を早く寝かせるために飲ませるお母さんの知恵として、私の記憶に深く刻み込まれています。確かにこの植物は穏やかでリンゴのような香

りを持ち、子供の精神的な興奮を鎮めたり、イライラを緩和するのによく使われてきたものです。ハーブティーの中でもカモマイルのお茶は特に人気があり、午後のホッとしたいひと時には、とてもおすすめです。カモマイルの主成分はエステル類のアンゼリカ酸というもので、刺激の少ない成分がほとんどを占めるため、子供に使っても安心と考えられます。まだ化学成分表もなかった時代にこうした効能を体得していた先人たちの知恵には頭の下がる思いがします。

さて、カモマイルにはもう1つ有名なカモマイル・ジャーマン（Matricaria recutita）という精油があります。こちらは酸化物類のビサボロールという成分が半分近くを占め、セスキテルペン炭化水素類のカマズレンという成分が入っているために、青い色をしています。ですから、ローマンに比べると刺激臭がし、一見使いにくそうにみえますが、このカマズレンには類い稀なかゆみ止め効果があり、「子供のイライラにはローマン、カイカイにはジャーマン」と逸見医師は話していました。でも、ハーブティーのカモマイル・ジャーマンにもブタクサアレルギーの人は反応するという報告があるので、内服に関してはジャーマンは注意が必要です。

特性……中枢神経鎮静作用、麻酔的作用、鎮痙攣作用、高炎症作用、抗アレ

ルギー作用、鎮痛作用、神経バランス回復作用、血圧降下作用、抗炎症作用など

用途……心理的動揺、興奮症、瞼の刺激や炎症、多動性症候群、嘔吐、不眠症、皮膚疾患、精神的ショック、心配性など

メディカルアロマセラピストの目から

お子様の疳の虫や夜泣きに悩むお母さんに、芳香浴やエアスプレーにして使うことをおすすめする精油です。大人でも、やや子供っぽい方や、恐がりでパニック症の傾向がある方などの呼吸困難を解消するのにも使います。肌の敏感な人にも使えるため、敏感肌や乾燥肌のクライアントの化粧品作りにも用います。肝臓の代謝にも働きかけるため、目の下のクマの解消にはローズと一緒に目の下に希釈して塗ったりもします。また、テクノストレスの男性の方からは、カモマイルウォーターをコットンに含ませて湿布することで、目の疲れを緩和できると評判です。ジャーマンはアトピー性皮膚炎の治療に医師がよく処方しますが、香りが強いのでローマンやラベンダーとブレンドしてのほうが使いやすい精油です。

〔果実の香りの精油〕

植物の果実は、実の中に堅い組織で覆われた種が入っており、動物の消化器官に入っても消滅しません。ですから、植物は美味しい香りで鳥や虫などを呼び寄せ、美味しい果実を食べさせて糞から種をまき散らしてもらったり、動物が食べ残して捨てたりすることで種を運んでもらい、新天地へと種を広げているのです。そんな意味合いから、果実の香りは他のものを惹きつける香りであることはもちろん、消化を助ける香りである必要もあるわけです。そう考えるとこの分野の精油の本質が見えてくるのではないでしょうか。

◇ベルガモット（Citrus　aurantium bergamia）

柑橘系の精油の中ではもっとも良い香りとされる精油で、果皮を圧搾して抽出され、あらゆる香水のトップノートとして使用されています。もとはイタリアのシシリア島で生息していたといわれていますが、その名はこの精油を初めて売った土地である「ベルガモ」に由来しています。ベルガモットは柑橘系特有のモノテルペン炭化水素類のリモネンはもちろん、エステル類の酢酸リナリルを多く含むことから、香りの深さの点で他の柑橘類とは一線を画しているといっていいでしょう。モノテルペンアルコール類も含まれているために、鎮静作用と適度な元気を出す作用、さらに殺菌作用まで持つため、病院などでは幅広く使われる精油です。

特性……消化促進作用、抗抑鬱作用、鎮静作用、消毒作用、デオドラント作用、中枢神経鎮静作用、抗菌作用（特に連鎖球菌、ブドウ球菌）、緩下作用、健胃作用など

用途……不眠症、ストレス、鬱病、消化不良、気道の感染症、尿道の感染症など

メディカルアロマセラピストの目から

ベルガモットは誰にでも受け入れられやすく使いやすい精油ですが、ラクトン類のフロクマリン類、ベルガプテンやベルガモッテンを含むため、その光毒性を避けるためにも、皮膚に塗る際には注意が必要です。最近発売された、ベルガプテンを取り除いたフリーの精油を使えばそうした心配がないため、使用範囲が広がります。ラクトン類は成分的に重いため、これを取り除くと香りが弱く感じられることがありますが、紫外線に当たる場面では大変便利だと考え

ています。気持ちの抑鬱の激しいクライアントには、この精油に鎮静作用のあるオレンジ・スィートかオレンジ・ビター、マンダリンなどを加え、逆に気持ちの落ち込みやすいクライアントには、元気の出るグレープフルーツやレモンの精油を加えて香水を作ります。また、抗菌作用があり誰にでも受け入れやすい香りであることから、病院など病原体の集まりやすい施設の中で空中散布すると消毒効果が得られ、しかも気分もリフレッシュして楽にするのでおすすめしています。

◇レモン(Citrus limon)

レモンをわざわざ精油に使うなんて……と思う人がいるかもしれません。それほど古今東西あらゆる食材の1つとして使われているし、極めて日常的に見かける果実なのに、何でわざわざ果皮を絞って精油にするのか……それなら家にあるレモンの皮を絞れば済むことだろうと考えるのが普通だと思います。もちろん食材などでレモンを取り入れれば身体に良いことはたくさんあります。まず、魚や肉の臭みを消してくれますし、食欲も刺激してくれます。脂肪を溶解してくれますし、体内に入れれば身体を温めてくれます。色白になりたければパックにしてもいいですし、ビタミンCの補給に食べてもいいでしょう。

けれども市販のレモンは表面にツヤを出すためのワックスがかけられていま す。また、栽培の際に農薬が使われているケースがほとんどで、たとえ有機農法で育てたと表示されていても、農薬の残留量は化学分析でもしないかぎりわからないことです。ですから、レモンの精油は市販のレモンとまったく違うものだということをまず心得ておいてください。特にメディカルアロマセラピーで使用するレモン精油は、農薬などもってのほか、ワックスなど人工的なものは一切加えない果皮を圧搾して絞り出しているのです。ですから、希釈すれば肌に塗っても服用しても大丈夫といえるのです。

特性……抗菌作用、浄化作用、抗感染作用、血液流動化作用、消化液分泌促進作用、肝臓強壮作用、鬱滞除去作用、蠕動運動促進作用など

用途……部屋の空気浄化、消化不良、肝不全、膵臓機能不全、リンパの鬱滞、慢性疲労、血栓症、冷え性、むくみ、体臭、記憶力低下、口臭など

メディカルアロマセラピストの目から

レモンをもっとも使用するのは、肝機能を上げようとするときです。特に肝機能の低下が原因で起こっているアレルギー症状の緩和、肌のくすみやシミ、

クマなどを薄くするときは、漂白作用とともにレモンの使用で肝臓の代謝を上げれば効果が増すのです。また、ビタミンCを補給するには、レモン精油はもちろん、ローズヒップなどもヨーグルトに加えてとることをおすすめしています。アレルギー症状の緩和のためにティートゥリーの服用を試すクライアントにも、肝機能を助けるために必ず一緒にレモンを服用してもらうようにしています。

◇グレープフルーツ(Citrus paradisii)

その学名の通り、天国を連想させるようなハッピーな気分にしてくれるこの精油は、数年前からダイエットに効くとして評判を得ています。「私はグレープフルーツが大好きでよく食べるのに痩せない」という人もいますが、精油はあくまでも果皮から取り出した成分なので、果糖が入った果実をいくら食べてもダイエットは難しいと思われます。

グレープフルーツ精油の90%以上はモノテルペン炭化水素類のリモネンです。これは肝臓を強壮し、腎臓の機能を促進し鬱滞も取り除いてくれます。また脂肪溶解作用があるため、皮膚から浸透させると皮下の脂肪を溶かし出してもくれます。あの独特な苦みのある香り成分、ヌートカトンはケトン類で、交感神経を刺激するともいわれています。このような条件がそろったために、「交感神経が活発になるから代謝がよくなって痩せる」、「肌に塗れば脂肪を溶かしてくれる」という効果が1人歩きして評判になったようです。

特性……空気消毒殺菌作用、健胃作用、肝臓強壮作用、腎臓機能促進作用、蠕動運動促進作用、鬱滞除去作用など

用途……心配性、不安症、感染性疾患による空気感染予防、消化不良、口臭、体臭、ダイエットなど

メディカルアロマセラピストの目から

今もっとも売れている精油ですが、あまり知られていない使い方がたくさんある精油です。女性が一番に使いたがるダイエットのためには、脂肪溶解作用を効率よく使うためボディ用の塩（粒子の細かいもの）に1～2滴混ぜ、気になる部分のお腹や臀部、二の腕などに擦り込んで5分ほど待ちます。そうすると、プチプチという音とともに脂肪が滲み出てくるので、お湯でよく流します。これを3日に1度くらいずつ（毎日では刺激が強すぎてかえって肌を傷めます）続けていくと、確かにほっそりとしてくると話すクライアントが多いのは事実

です。また、あまりやる気の起きないときに、グレープフルーツとペパーミントの精油を芳香浴に使うと、元気が出てきます。それに乗じて身体を動かせば、代謝もよく、より効率的に脂肪を燃焼することができると考えられます。

また、思春期のお子様がいて、朝が苦手だとか、なかなかやる気を出して勉強しないなどと話すクライアントにも、ペパーミントとのブレンドの芳香浴をおすすめしています。ゴエブ氏の処方によると、デリケートな思春期のお子様には、マンダリンを加えるのもいいということでした。

◇リトセア（Litsea　citrata）

中国産のメイチャンという種子を水蒸気蒸留して取り出すこの精油は、別名ツクイアベアとも呼ばれ、ちょっと普通には見られない珍しいものです。香りはレモンを思わせ、リフレッシュさせたり、落ち着いた気分にさせる甘い香りを持つことから、ファンの多い精油です。成分はモノテルペンアルデヒド類のシトラールが半分以上を占め、リモネンも含まれるために柑橘系の香りがするものと考えられます。アルデヒド類は強い作用を示し、皮膚感作などを引き起こすこともありますが、リモネンとの相乗効果で弱められるという実験報告がなされています。また、血圧の降下作用が顕著なため、高血圧で寝つきが悪いという症状を持つクライアントにはとても人気のある精油です。

特性……鎮静作用、鎮痛作用、抗鬱作用、抗菌作用、抗炎症作用など

用途……不安症、不眠症、健炎、関節炎、ニキビ、脂性肌、鬱、十二指腸潰瘍、高血圧、神経過敏症、興奮症など

メディカルアロマセラピストの目から

不眠症などメンタルな面で不安を抱える場合や、緊張しやすいクライアントに使うことの多い精油です。プレゼンテーションの前などに緊張してしまうようなビジネスマンからも、人前に出る前に嗅ぐとリラックスしてうまくできるという報告がよく入ります。また、光毒性の心配がないので、柑橘系のハンドクリームやリップクリームを作っても安心して使えます。ただ、柑橘系にしてはかなり濃い香りなので、飽きた場合にはすぐに使用を止めることが大切です。

〔木の実から抽出する精油〕

果肉の中に入っている種子とちがって、動物に食されることを避けたい木の

実は強い臭いを放つものが多いと考えられます。作用はさまざまですが、解毒作用が強いと考えると使いやすいと思います。

◇ジュニパー(Juniperus communis)

ジンという酒の香りづけに使われる実から取り出す精油で、スパイシーでスッキリとした香りがします。古代チベットでは薫香として焚かれ、宗教上と治療上の両方の目的のために使われたといわれています。その強い香りは悪霊を払い、消毒作用もあるといつの間にか伝わっていったのでしょう。フランス人は、この精小枝をローズマリーとともに使い、空気清浄に使っていました。旧ユーゴスラビアだった国々では万能薬として使われているそうです。

特性……引赤作用（部分的に温める）、収斂作用、発汗作用、消毒作用、健胃作用、鎮痙攣作用、利尿作用、鬱滞除去作用、鎮痛作用、強壮作用、自律神経調整作用など

用途……消化不良、腎盂炎（慢性）、肺の感染症、自律神経失調症、むくみ、膀胱炎、排尿困難、リウマチ、痛風、筋肉痛、肩こり、関節炎など

メディカルアロマセラピストの目から

清涼感のあるジュニパーの香りは、いかにも身体の余分な水分を排出させてくれそうな感じがします。むくみで悩むクライアントには木の精油たちと一緒に、ジュニパーやグレープフルーツを使ってフットケアをしてもらいます。いわゆる水太りの体質のクライアントにも、グレープフルーツと同じようにダイエットのお手伝いに使います。ただし、強い精油なので使用量には十分気を配り、適量を見つけるようにして効果的な使い方を考えていきます。

以上、私が現場で頻繁に使用する、多くの有用な作用を持つ精油を20種類ご紹介しました。あくまでも現実に私がクライアントに使ってみたり、資料にあたったり医師に相談したりしてその効能を考察・検証したものばかりです。これからももっと素晴らしい作用が見つかるかも知れませんし、他の精油たちにも別の面がみえてくる可能性もあり、ますます楽しみです。

付録2　レユニオン島特産の精油

レユニオン島はハーブの宝庫というだけでなく、この島にしか生息しない植物もたくさんあります。それらは現地の人々の生活に根づいた使い方をされているばかりではありません。ゴエブ氏も真摯な蒸留業者に依頼して素晴らしい精油を製品化しています。

レユニオン島の精油はなかなか手に入りませんが、私の店「パルマローザ」ではすでに何種類も取り扱い、大変好評を得ています。これからもその種類を増やしていくつもりですが、ここでは代表的なものをいくつかご紹介したいと思います。

◇コブミカン(Citrus　hystrix)

レモンとライムの中間のようないびつな形をした柑橘類で、現地ではコンババと呼ばれています。私がレユニオン島で初めて食べた魚のソースに入っていた柑橘類です。現地では細かく砕き、ルガーユという調味料にしているそうです。精油にするときには実が小さいうちに果実付きの小枝状態で、水蒸気蒸留法で抽出するとか。柑橘系の精油なのに抽出方法が圧搾法でないというのが驚きでした。とても爽やかな使いやすい精油で、腎臓の機能不全を起こし酸が滞留している人にとっては、ドレナージとして優れた精油だと紹介されました。実は、私は腎機能が弱くて瞼が腫れやすく、ちょっと疲れると排尿の量が減少してしまいます。健康診断でも血液中のクレアチニン値が高めで、きちんと代謝されてないことが悩みでした。早速この精油を現地で求めて服用しはじめましたが、驚くほど排尿が楽になり、体調がよくなったのです。酸が滞留すると尿酸値が上がり、痛風やリウマチを引き起こすといわれますので、早めにこの精油と巡り会ってよかったと思いました。ゴエブ氏は肝臓の不全も腎臓の不具合が影響すると考えており、消化管全体の活性化にこの精油が有効だと考えていました。まだどの臓器に顕著に働くのかははっきりとはわかっていないそうですが、消化を助け強壮すること、血液の流れをサラサラにすることなどは顕著だということでした。

◇ニホンスギ（Cryptomeria japonica）

レユニオン島の緑化政策の1つとして日本から取り入れたというこのスギは、成長が早いために大変役立っているということでした。現地ではクリプトメリアと呼ばれ、その精油はリンパ循環に働きかけ、セルライトを取り除くのにも効果的とのことでした。ゴエブ氏はこの精油をローリエ、パルマローザ、ローズウッドと組み合わせることにより、肺のドレナージを行うという方法をとっているそうです。特に喫煙者の気管支炎や慢性喘息などには、気管支の組織を再構成し、静脈系を活性化する働きがあるので効果的だということでした。関節組織の再構築も可能で、内服、経皮投与、芳香浴などに取り入れるのが一般的だということです。

◇ベチバー(Vetiveria zizanoides)

独特なヒゲ根の部分に芳香を持つこの不思議な植物の地下茎はなんと60センチにも及ぶそうです。根を傷つけないように引き抜くだけでも大変な手間がかかるため、高価な精油として売られています。フランスでは水蒸気蒸留法で抽出されていますが、レユニオン島では溶剤抽出法をとっています。ベチバーは高価な精油なので、類似品も出回っているようですが、どろっとした粘性の高い瓶の底に沈殿物が見られるものが本物だということでした。ケトン類のベチベンなどセスキテルペン系の重たい成分が多く、作用としては、脳下垂体に非常によく働きかけるということでした。特に内分泌のホルモン系のフィードバックにおける卵胞ホルモン（エストロゲン）と黄体ホルモン（プロゲステロン）の調整には優れ、卵巣に適正な指令を出して、月経のリズムや量を調整し、痛みも和らげてくれる精油だということです。糖尿病の初期で体調が安定しない人には改善効果がみられるということでした。また、免疫機能促進作用があり、寒がりで循環器系が弱い人に作用して強壮してくれるのだそうです。内服、経皮塗布、芳香浴すべてに使えます。

◇キバナ（Hypericum lanceolatum）

これこそまさにレユニオン島でしか見られない花です。小さな低木で、1年に1度黄色い小さい花を咲かせます。採油率は低いのですが、そこに含まれるγ-ニュロレンという成分に優れた抗炎症作用があることに価値があると教えられました。血液をさらさらにする作用もあるため、循環の滞っている患者にはすぐに処方します。胆汁の分泌促進にも使うとのことでした。精神強壮作用もあるそうです。

◇クルクマ・ロンガ(Curucuma　longa)

日本でいうウコンと近い種類の植物です。現地ではサフランの代わりに砕いてご飯に入れて、黄色いサフランライスのようにして食べていました。収穫が比較的楽で、ショウガのような見た目の悪い根の部分が精油として蒸留されるとのことでした。セスキテルペン類による抗炎症作用が顕著で、腸内の表皮の瘢痕形成作用などから腸の潰瘍に効くとされ、家族性ポリポーシスに効果があります。また、クローン病や潰瘍性の出血性大腸炎にも効くそうです。現地では皮膚の傷にも粉末か精油を塗って使います。

◇ヘリクリサム・ギムナセファラム(Helichrysum　gymnocephalum)

日本でよく使うヘリクリサム・イタリカムとはかなり香りが違いました。しかも酸化物類が多いように感じます。静脈系のむくみによく効く精油で、現地ではヘリクリサム・イタリカムと同じように使っているとのことでした。

◇ラベンサラ・アニサータ(Ravensara　anisata)

いわゆるラベンサラと違うのは、抽出する部分が葉付きの小枝ではなく、樹皮から蒸留している点でした。エーテル類のメチルチャビコールが主成分なので皮膚刺激はほとんどない精油です。平滑筋の緊張を取り除くため、胆道や女性の卵管や子宮の痙攣系の痛みを取り除くことができ、更年期障害の女性の不眠症の緩和などにも用いる精油です。摂取は内服がほとんどで、経皮では吸収が難しいそうです。

以上が私がレユニオン島で直に触れ、その処方をゴエブ氏に伝授された精油たちです。実際には現地でもなかなか手に入らず、やっと手に入れて帰国してもなかなか使いこなせていないのが実情ですが、コブミカンとクルクマ・ロンガはすぐに服用し、その効果のためか体調が大変よくなりました。今後は日本にもいろいろと輸入できるようになるそうなので、もっと効果的な使い方について、現地での用い方を参考に分析表を参照しながら研究していきたいと考えています。

付録3　アロマセラピストをめざす人に

ストレス社会の今、アロマセラピストは大変需要の多い仕事です。活躍の場も多く、私のように医療現場にたずさわる以外にも、美容やマッサージなど社会生活のあらゆるシーンで使うことができ、無限の可能性を秘めています。

そこで、もし仕事としてアロマセラピーをやってみたいという人がいたら、どのようにして勉強し、実践すればいいのかをお話ししたいと思います。

誰でもアロマセラピストになれる!?

現在、日本にアロマセラピストの国家資格はありません。ですから、何の資格も持たない人でもアロマセラピストを名乗り、精油などを販売するアロマセラピーのお店を作ることが可能です。

自分で業者と交渉する能力があれば、国内のメーカーはもちろん、海外のメーカーのものを輸入して販売していくことも可能です。ただ、メーカー側は、まったくアロマセラピーの知識のない人の店に、自社商品を置くことを好みません。実際、販売のために卸の中し入れをすると、いろいろな条件が付きますし、卸売り価格もさまざまです。

その点、知識のあることを証明できる資格を取り、肩書きを持って交渉すると、ぐっと仕事がしやすくなります。最近ではさまざまな団体が独自の資格制度を持ち、その団体の規定のレベルの試験（知識を問う筆記試験、技術的なチェックをする実技試験など）に合格したり、講座を修了すると、「〇〇協会認定アロマセラピスト」などの肩書きを持つことができます。

どんな団体があるのか

日本でもっとも大きいアロマセラピーの団体は「日本アロマ環境協会（略称ＡＥＡＪ）」です。昨年、公益法人に昇格した大規模な組織で、日本に安全かつ正しいアロマセラピーを普及しようと、薬学の専門家などが中心となって発足した団体です。これ以外にも、

「アロマコーディネーター協会」、「ナードアロマテラピー協会」などの組織は、独自の資格制度を持っています。

団体によってコンセプトもさまざまですので、ホームページの検索などで、各団体の考え方や資格制度を確認し、自分の考えに合ったコンセプトの団体に所属することをおすすめします。資格取得後も、その協会に所属し続けることが認定条件となるので、初めに自分がどのような方向に行きたいのかをはっきりさせてから、資格取得に挑戦することです。

なかには資格制度を持たず、独自の研究会などを展開している団体もありますから、必ずしもどこかの資格を取らなければアロマセラピーの仕事をしたり、アロマセラピストを名乗れないわけではありません。とはいえ、日本人は肩書きを好む傾向がありますので、本気でアロマセラピストになりたいのなら、それなりの資格に挑戦するのがいいと思います。

また、世界に通用するものとして、イギリスのＩＦＡ（国際アロマセラピスト連盟）など外国の団体の資格を取得するアロマセラピストも少なくありません。この場合は、１カ月ほど短期留学して取得するケースと、外国から講師を招いて日本で何カ月かかけて勉強するケースとがあります。ただし、これらを取得するためには１００万円以上の学費がかかることが多いので、それなりの覚悟で挑む必要があります。

日本アロマ環境協会の資格制度

日本で最大のアロマセラピー団体「日本アロマ環境協会」の資格制度についてお話ししましょう。広告などで「アロマテラピー検定」という文字を目にされる人も多いと思いますが、それを実施しているのがこの団体です。

◎1級・2級検定

検定は1級と2級があり、申し込みさえすれば誰でも受験資格が与えられます。検定の実施時期は現在のところ5月と11月の年2回で、申込用紙はアロマショップなどに置いてあります。ただし、締め切りが試験日の2カ月近く前と早いので注意が必要です。

2級は自分や家族などに正しくアロマセラピーを行う知識を持っているかどうかを問うもの、1級は第三者にも安全で正しいアロマセラピーをアドバイスする知識があるかどうかが問われます。

2級の試験内容は、アロマセラピーの歴史や精油の基本的な知識、正しく安全な使い方、代表的な精油10種類について植物の産地や科名、精油を抽出する部位などを問う問題が4者択一で出題されます。大きな特徴は、この10種類の中から試験の際に配られた2種類の精油が何かを当てる嗅ぎ分けテスト、いわば利き酒のようなものがあることです。これはアロマセラピーの主役となる精油が非常に高濃度で、使い方を誤ると危険性を伴うものであることから、精油を香りでしっかり見分けられるかどうかがチェックされるわけです。

1級になると、2級以上に専門的な知識が必要とされます。精油の人体への働きかけを知るために、脳や皮膚の組織の名称やおおよその仕組みを問う問題や、人間の睡眠や健康に関する恒常性（ホメオスターシス）についての問題などが出されます。また、販売の場面などを想定し、薬事法などの法律知識を問う問題もあります。出題される精油も20種類に増え、嗅ぎ分けの試験もあるので、かなりボリュームが増えてきます。

2級はそれほど勉強しなくても大丈夫だと思いますが、1級を受験するのなら、アロマセラピーの知識がいまひとつ乏しい人には、3カ月ほど準備期間が必要でしょう。

1級の試験に合格し、日本アロマ環境協会に入会し、協会主催のアドバイザー講習会を受講すると、協会認定の「アロマテラピーアドバイザー」という資格を取ることができます。ただし、協会を退会すると無効になってしまう資格なので、注意が必要です。

◎「インストラクター」と「アロマテラピスト」

日本アロマ環境協会ではアドバイザー資格の上位資格として、2つの資格制度を設けています。「インストラクター」という教育にたずさわる資格と、「アロマテラピスト」という施術（トリートメント）に関わる資格で、この2つは同レベルで資格の双璧と見なされています。とはいえ、コンセプトが異なる資格なので、勉強内容も変わってきます。

「インストラクター」は認定校を作ることもできるほど高度な資格で、試験は4者択一と小論文からなります。アロマセラピーに関して、歴史、解剖生理学、精油の化学、精油各論（扱う精油は30種類）、基材論、健康学、栄養学など広範な分野で、検定とは比べものにならないほどの専門的な知識を問われます。嗅ぎ分けの試験はありませんが、覚えなければならないことがたくさんあるので、さまざまな参考文献が必要になってきます。

一方、「アロマテラピスト」は、施術のための学科試験と、トリートメントの実技試験、それにカルテ審査を30症例提出して認定される資格です。学科試験はインストラクターと内容が重なる部分もありますが、比較的、施術に必要な解剖生理学的な内容を問われる問題が多くなります。

同協会では今のところ、この資格以上のものはありません。また、これらの資格を扱う認定校も多くあり、そこで必要時限を履修すると、試験の一部が免除されます。

検定試験に合格するために

検定試験で苦戦するのが、香りの嗅ぎ分けです。ただ単に香りを覚えようとしても、馴染みのうすい香りは覚えにくいものです。ですから私は受験者に、プルースト効果を取り入れた記憶法をすすめています。

プルースト効果とは、人間の嗅覚と記憶との関連性のことで、子供のころに嗅いだ香りを嗅ぐと、そのときの様子が蘇ってくる現象のことです。つまり、プルースト効果には、自分の中に眠っている記憶と精油の香りを結びつける働きがあるのです。

検定試験でもっとも難しいとされるのは、ローズマリーとユーカリの嗅ぎ分けです。どちらも酸化物である1,8シネオールという成分が多いため、嗅ぎ比べではわかっても、単品で出題されるとプロのアロマセラピストでさえ多くの人が間違えてしまうほどなのです。一番の違いは、ユーカリはトップノート、ローズマリーはミドルノートという蒸散速度の違いです。とはいえ、最初の感覚を間違えると見分けはかなり困難になります。

では、プルースト効果をどのように利用すべきでしょうか。そのヒントとして私自身の例を挙げます。実は、私はあるイタリア料理店で食べた味が忘れられず、よく、フライドポテトに乾燥ローズマリーのハーブをかけて食べています。ですから、ローズマリーの香りに接する機会が非常に多く、そのことからその優雅な香りを、フライドポテトを一緒に食べる家族の笑顔とともに記憶することができたのです。

ユーカリの香りは別の記憶と結びつけました。大変尾籠《びろう》な話ですが、ユーカリの香りは子供のころよく嗅いだ、母の実家のくみ取り式トイレの臭いに似ていると覚えたのです。ユーカリ精油を作っている蒸留業者には大変失礼な話かもしれませんが、そのときの気づきのおかげで嗅ぎ分けにはほとんど苦労しませんでした。

検定試験は、あくまでも日本アロマ環境協会の理念の理解がベースになった知識の確認試験ですから、まず協会の理念をしっかりと理解する必要があります。実際に試験を受けてみると、選択問題とはいえ、それぞれの差が非常に微妙で、答えを1つに決めにくいものもあります。ですから、どちらか迷った場合には、より協会の理念に近いものを選んでいくというテクニックも必要です。

最近は少しずつ問題が難化する傾向にあり、上位資格のレベルに近い問題が出題されることがありますが、基本的な理念に立ち戻ると、案外知らないことでも答えが導き出せることが多いものです。

資格をとってからプロになるまで

よく生徒さんから問われるのは、「アロマセラピーの検定資格を取ったら、どんなところで働けるのですか？」という質問です。受験生の多くはまずアドバイザーをめざして資格を取り、それからアロマセラピー・グッズの販売といった仕事を探すようです。けれども近年、アドバイザー資格取得者はかなり増えており、特に大きな専門店はかなり狭き門になっています。

本当にアロマの資格を生かして仕事をしたいのなら、何かプラスアルファの資格を持つアロマセラピストになることです。癒しを目的とした仕事をしたいのなら、アロマセラピーの資格だけでなく、カウンセリングの勉強をしてディプロマ（修了証）を取得したり、カラーセラピーやオーラソーマなどを勉強することも欠かせません。このように、複数の面からアプローチしているセラピストなら、採用側も魅力を感じるはずです。

また、現在の自分の仕事にアロマセラピーを生かすのもいいでしょう。美容師や看護師などで、癒しやメディカルな目的のためにアロマセラピーを取り入れている人もいます。競争の激しい業界なら、アロマセラピーが他店との差別化が図れる武器にもなると思われます。

もちろん、自宅やインターネット媒体でアロマショップを作ったり、友人知人を集めて小さな講習会を開いたりするのも楽しいものです。会社に就職しなくても、自分のできる範囲でカウンセリング活動を行い、経験を積んでキャリアにしていく。そうした人も数多くいます。

ただし、扱うものが扱うものだけに、使い方に十分注意しないと事故を引き起こす可能性があることを念頭において仕事をしなければなりません。日本アロマ環境協会では、会員になると自動的に自賠責保険に加入するシステムになっています。しかし、プロとして仕事をするのなら、保険に頼るよりも、どうしたら正しく安全なアロマセラピーを行えるのかを徹底的に研究するほうが大事です。わからないときにはその旨を正直にクライアントに伝え、後日調べて回答したり、自分の手には負えないと思ったら、速やかに他の分野のセラピストや専門家へ導くのも大切な役割です。

先輩アロマセラピストからのアドバイス

私は「日本アロマ環境協会認定アロマテラピーインストラクター」の肩書きを持っています。でも、初めからインストラクターをめざしていたわけではありません。漢方診療の補助療法を行うお店を作りたくて、とりあえずアドバイザー資格を取ってから開店し、カウンセリングや販売を行っていました。しかし、ドクターの処方を取り扱うにはもう少し専門知識がほしいと考えて、インストラクターコースの勉強をすることにしたのです。

幸い1度で資格試験に合格でき、インストラクターの肩書きをいただきました。さらに医療法人の理事という肩書きもあってか、メディカルアロマセラピストとして理解を得やすく、多方面でカウンセリングの仕事や、講師の仕事をさせていただいています。

プロのアロマセラピストとして働く人は、まず自分を癒すことを覚えるのが大切です。なぜなら余裕のない人には、他人を癒すことはできないからです。心身の疲れを取りにお店に来たのに、アロマセラピストが疲れ切って怖い顔をしていたら、癒されるわけがありません。

また、自然に対する畏敬の念を持つことも必要です。精油は人間がどんなに頑張っても同じものを人工的に作り出すことはできません。地球上で生物を作り出せるのは植物だけなのです。それを生み出す植物の力と、生み出させる大自然の力を感じてください。そして精油を作るために無農薬でハーブを育てる農園スタッフの苦労を感じ、蒸留に最善を尽くし高品質の精油を生み出そうとする人々の情熱を感じたら、精油を粗末に扱うことなどできません。１滴の精油には植物の命と力、それを抽出した人々の思いが込められているのです。

　私のようにアロマセラピーに魅せられて、どっぷりと浸かってしまうと、何かをせずにはいられなくなります。そして自分の手がけた仕事が誰かの役に立ったとき、また、私の話を聞いて誰かがアロマセラピーに興味を持ってくれたときは、本当に幸せだと感じます。その精神的な充実感が自分の生活のあらゆる面で生きてきて、家族やさまざまな人々との交流に大きく影響していきます。それはあのマザー・テレサの教えにある「人は人に必要とされることによって自分の価値を認め、居場所を得て幸せになれる」ということなのだと思います。

あとがき

ここまでお読みくださった読者の方々には、心よりお礼申し上げます。本当にありがとうございました。

ゴエブ氏とのエピソードのところにも書いたように、この本は、まさに私の中から湧き出した何物かに衝き動かされるようにして書いたものです。今までまとまった文章などほとんど書いた経験がない素人の文章からその心情を読み取り、1冊の著書として世に送ることに尽力してくださった編集者の方々には、心から感謝致しております。

私の中から湧き出てきたもの……それはまさにアロマセラピーの本来の良さが理解されないまま、本物の精油と、商業ベースに乗ってしまった粗悪な精油が、区別されないまま販売されるというアロマセラピーの二極化への危惧、そして優れたメディカルアロマは間違いなくこれからの世の中では必ず必要とされるという確信でした。

特に医療系のアロマセラピーというと、まやかしの健康食品ではないかと眉唾ものに見られたり、やたらと高価なものを売りつけられるという誤解を受けることが少なくありません。逆に、不純物が混入された精油を使用してしまったために、アロマセラピーそのものを誤解している方がたくさんいることを感じることも多いのです。

医療現場に10年以上もいると、嫌でも人々の心身の異常な疲れやストレスを感じないではいられません。日本人が真面目な国民であるのは事実ですが、目先の仕事に必死に取り組むあまり、自分の身体のことは後回しにして、その挙句に健康を害してしまうという民族性を持っているように思います。また、国民皆保険という制度に守られている分、どうしても薬に頼りがちな生活になってもいます。日本の医療レベルは世界的にみても大変高いものがありますが、国民の皆が本当に健康を謳歌しているというより、自分の身体はどこかに病気があるのではないかと常に怯えているように私には感じられるのです。しかも、健康を自分で守るために昔から伝えられてきた〝生活の知恵〟が、生活様式の変化にともない、その役割をどんどん失ってきていることも見逃せません。

欧米化の進んだ現代の生活の中では、古くからの日本の生活の知恵が生かされにくいのなら、欧米の知恵を取り入れてもいいのではないでしょうか。国民全体の医療費が急増し、国の政策では手に負えなくなって、診療報酬を下げ医師の技術評価まで下げているのは日本くらいのものです。多くの日本人が、日本の診療報酬が先進国の中では非常に低いということを知りません。本当に医療機関による治療が必要な人だけが診療を受けるような世の中になれば、ムダな医療費はかからず、医師の技術も適正な評価を受けられるようになるはずです。今という時代は、医療のおかれるべき立場がどこかずれてしまっているのではないでしょうか。

漢方診療でも病気を治すことはできますが、それよりも先に「未病を治す」、病気まではいかないが健康ではない状態を治すという信念を持っています。アロマセラピーも同様の考えのもとに組み立てられた療法だと感じます。そのためには正しく安全なアロマセラピーを広めていくのが急務なのですが、先に述べた二極化のせいで、なかなか一般に浸透していきません。しかも半ばファッション化されたイメージができ上がってしまい、アロマセラピーは女性のもの……という観念も見え隠れするようになってしまっています。

確かにアンチエイジングなど美容面でアロマセラピーは多くの力を発揮します。けれども、私は社会を支えている働く方々、今まで日本を支えてきて第二の人生を謳歌すべき高齢者、家庭を作り、守り、新しい命を育む方々に、アロマセラピーには役に立つ面がたくさんあることをお伝えしたかったのです。そのためにこの本を書きました。医師や薬剤師といった医療国家資格を持った方々もメディカルアロマの良い本をたくさん書かれていますが、難しいだろうと敬遠される方も多く、実際にはアロマセラピーの専門家だけが読むものになっているのが実情です。本当にもったいないことだと思います。

幸か不幸か私は、医療国家資格も持たないのに医療現場で働く、という境遇に恵まれました。そんな私が皆さんにも馴染みやすい言葉で説明したら、多くの方々にアロマセラピーの真の姿をわかっていただけるかもしれないと考え、店を開いたり講習に通ったり、筆をとったり……とここまでやってきたのです。

アロマセラピーは、決して特別なものではありません。誰もが身近に取り入れられるとても手軽な健康法の1つなのです。ストレス社会といわれて久しい昨今ですが、社会的な境遇や人間関係だけがストレスを引き起こす元になっているわけではありません。寒いのも暑いのも、痛いのも痒いのもすべて人間にとってストレスなのです。それらを、先人の知恵から学んだ自分の知恵で解決できたらどんなに楽しいでしょうか。

私はレユニオン島から帰ってきてからも、現地で求めた珍しい精油やゴエブ氏が開発した高品質の精油の香りを嗅ぐたびに、あの真っ青な空と、澄んだ空気の中でのびのびと生きていたハーブたちの姿を思い出します。素晴らしい品質の精油を作ろうと努力し続けるゴエブ氏の温かい笑顔や、蒸留業者の人々の澄んだ瞳が蘇ってくるのです。それがまた私の大きな原動力となって、私にさまざまな活動を発想させ、行動に移すことを応援してくれるのだと思います。

自伝のところでも述べましたが、私にとってもっとも大切なものは命です。その基本である自分という大切な命を認め、愛してこそ、初めて周囲の人を大切にできるのだと私は信じています。そしてその命を守る1つの方法として、正しい安全なアロマセラピーを広めていきたいと考えているのです。

アロマセラピーの不思議な魅力は、人を癒し、健康にすることによって、自分も癒され、何かに満たされることです。皆様もどうか自分が好きだと感じるアロマセラピーの精油をまず1本お持ちになってみてください。きっと今までとは違う世界が見えてきます。

終りにこの場をお借り致しまして、私をメディカルアロマセラピーの世界にいざなってくださった東洋診療所の逸見桂子院長、数多くの点でご尽力くださいましたナチュール・ヴィバン社長の黒塚憲之様、健草医学舎社長の穂延薫様、アロマ&ライフ社長の荻野順一様、本場のメディカルアロマをご教授くださったフィリップ・ゴエブ博士、ドミニク・ボドゥー博士、生活の木ハーバルカレッジの佐々木薫先生ほか諸先生方に、あらためて御礼申し上げます。

この本の発刊が、皆様へのささやかなお礼となり、ますますのメディカルアロマの発展と啓蒙に役立つことを願っております。

そして、読者の皆様方のご健康とお幸せを心から願ってやみません。

平成18年六月

高島　享子

参考文献

ロバート・ティスランド　高山林太郎・訳
『アロマテラピー〈芳香療法〉の理論と実際』（フレグランスジャーナル社）
鳥居鎮夫編　『アロマテラピーの科学』（朝倉書店）
フィリップ・ゴエブ　草隆社編
『アロマテラピー32の基本ガイド　――家庭で使える健康と美容のレシピ――』（草隆社）
ナード・ジャパン編　『ＮＡＲＤケモタイプ精油事典』（ナード・アロマテラピー協会）
シャーリー・プライス／レン・プライス　川口建夫／川口香世子訳
『プロフェッショナルのためのアロマテラピー』（フレグランスジャーナル社）
野崎豊　『アロマ入門ノート　あなたのための香り記憶帳』（草隆社）
堺章　『目でみるからだのメカニズム』（医学書院）
ルート・フォン・ブラウンシュヴァイク　手塚千史訳
『アロマテラピーのベースオイル　あなたを磨き輝かす30種類』（フレグランスジャーナル社）
ジニー・ローズ　飯嶋慶子訳
『エッセンシャルオイル＆ハーブウォーター３７５』（ＢＡＢジャパン出版局）
ディートリッヒ・ギュンベル　印藤元一訳
『植物の三層（花・葉・根）精油によるホリスティックセラピー』（フレグランスジャーナル社）
月刊誌　『ナチュラルメディスン』（草隆社）

高島 享子　（たかしま きょうこ）

Kyoko Takashima

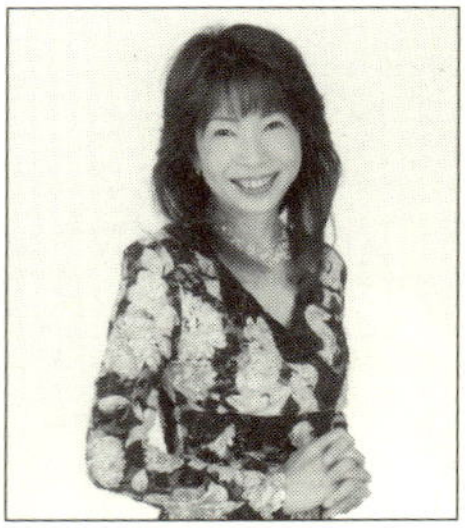

神奈川県生まれ。
清泉女子大学文学部スペイン語スペイン文学科出身。
1995年よりアロマセラピーを学び始める。
夫が亡くなったことにともない、
医療法人功徳会 横浜ぴおシティ東洋診療所を理事として引き継ぐ一方、2004年1月　診療所併設として
「メディカルアロマの店 パルマローザ」を開店。
カウンセリングや講習会などを通して、
本格的メディカルアロマの啓蒙に努めている。

日本アロマ環境協会（AEAJ）認定　アロマテラピーインストラクター
医療法人功徳会理事
メディカルアロマ研究会会員
ナードアロマテラピー協会会員
遼寧中医大学　非常勤講師

メディカルアロマの店「パルマローザ」HP
http://www18.ocn.ne.jp/~m.aroma

実践！　アロマ健康法　メディカルアロマは医のアロマ

2006年6月27日　　第1刷発行

著者　高島享子
発行者　阿部英雄
発行所　株式会社 教育評論社
〒103-0001　東京都中央区日本橋小伝馬町2-5　FKビル
TEL. 03-3664-5851　FAX. 03-3664-5816
http://www.kyohyo.co.jp

印刷製本　萩原印刷株式会社

ISBN 4-905706-03-3　C0047